器官移植临床护理

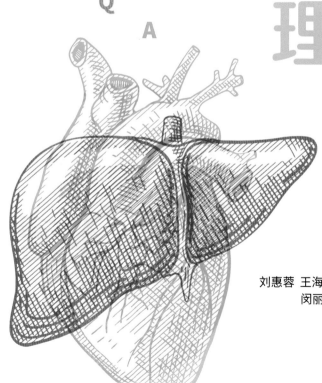

刘惠蓉 王海莲 杨洪吉◎主　编
闵丽华◎副主编

四川科学技术出版社

图书在版编目（CIP）数据

器官移植临床护理 / 刘惠蓉, 王海莲, 杨洪吉主编;
闵丽华副主编 . -- 成都 : 四川科学技术出版社 , 2024.
12. -- ISBN 978-7-5727-1661-4

Ⅰ. R473.6

中国国家版本馆 CIP 数据核字第 2025VZ3659 号

器官移植临床护理

QIGUAN YIZHI LINCHUANG HULI

主　　编　　刘惠蓉　　王海莲　　杨洪吉
副 主 编　　闵丽华

出 品 人　　程佳月

策 划 编 辑　　王　芝
责 任 编 辑　　王　芝
助 理 编 辑　　范贞玲
封 面 设 计　　丫丫书装
装 帧 设 计　　😺四川看熊猫杂志有限公司
责 任 出 版　　欧晓春
出 版 发 行　　四川科学技术出版社
　　　　　　　地址：成都市锦江区三色路 238 号　邮政编码：610023
　　　　　　　官方微博：http://weibo.com/sckjcbs
　　　　　　　官方微信公众号：sckjcbs
　　　　　　　传真：028-86361756
成 品 尺 寸　　140 mm × 210 mm
印　　张　　6.75
字　　数　　135 千
印　　刷　　成都兴怡包装装潢有限公司
版　　次　　2024 年 12 月第 1 版
印　　次　　2025 年 2 月第 1 次印刷
定　　价　　58.00 元
ISBN 978-7-5727-1661-4

邮　　购：成都市锦江区三色路 238 号新华之星 A 座 25 层
电　　话：028-86361770　邮政编码：610023

编委会

前　言

　　有一种爱，播撒希望，让人们看到"重生"的曙光；
有一种爱，充满力量，让生命突破生与死的藩篱。人体器
官捐献是一种彰显社会文明进步的高尚行为，器官移植是
一场人世间伟大的接力。器官移植是现代医学伟大的成
就之一，可以治疗疾病、挽救生命。1954 年，哈佛大学
Merril 和 Murray 首次成功完成同卵双生子间的肾脏移植手
术，并使患者得以长期存活，自此，医学界便翻开了崭新
的一页。在随后的岁月里，肝脏、心脏、肺以及骨髓等器
官移植手术纷纷取得了突破性进展，并逐渐成为挽救无数
患者生命的关键性技术。同时，免疫抑制剂的研发与应用
极大地提高了器官移植受者的生存率和生活质量，使他们
能够拥有更长的生命旅程和更健康、美好的生活。

　　本书由四川省医学科学院·四川省人民医院器官移植
中心的专业团队精心编撰，编者以真实临床案例为引子，
以问题为导向，用简单、通俗易懂的文字和语言，配以生
动形象的插画，从器官移植基础理论、器官移植术后管理、
肾移植、肝移植、其他移植（包括肺移植、心脏移植以及
造血干细胞移植）几个方面，详细阐述了器官移植相关概

念、常见移植手术术前的准备和术后的健康管理等方面的知识。本书兼具科学性、系统性和实用性，既可以帮助移植工作者规范和优化移植受者的长期健康管理，又可以作为器官移植和器官捐献的大众科普读物，旨在帮助器官移植相关患者掌握科学的康复管理方法和健康管理理念，有助于他们进行科学决策并积极应对相关问题。

器官移植和器官捐献是人间大爱善行，关系着人民群众的生命与健康，也关系着生命伦理和社会公平，是国家医学发展和社会文明进步的重要标志之一。让器官移植受者术后活得更长、活得更好，需要医者和患者及其家庭等多方的共同努力。此外，希望本书能够让更多的人了解器官移植的相关知识及器官捐献的意义，为推动器官移植事业的健康发展，提高人民群众的健康水平贡献一份力量，让生命的火种在每一个人心中燃烧不息。

编　者

2024 年 12 月

目录

第一章　器官移植基础理论　01

第一节　免疫系统　03

第二节　排斥反应　07

第三节　免疫抑制剂　15

第四节　移植配型　21

第五节　血药浓度　25

第六节　液体活检　28

第七节　器官捐献　36

第八节　脑死亡和心死亡　41

第二章　器官移植术后管理　45

第一节　器官移植后的自我管理和随访　47

第二节　器官移植后的工作与生活　58

第三节　器官移植后的情绪调节　64

第四节　器官移植后的预防接种　68

第五节　器官移植后的生育问题　71

目录

第三章　肾移植 　　77

第一节　了解肾移植 　　79

第二节　肾移植围手术期的快速康复 　　87

第三节　肾移植术后的常见并发症 　　96

第四章　肝移植 　　133

第一节　了解肝移植 　　135

第二节　肝移植术后早期管理 　　145

第三节　肝移植围手术期的快速康复 　　151

第四节　肝移植术后的中远期并发症 　　158

第五章　其他移植 　　163

第一节　肺移植 　　165

第二节　心脏移植 　　171

第三节　造血干细胞移植 　　179

附录 　　192

附录1 　　192

附录2 　　197

参考文献 　　199

第一章

器官移植基础理论

器官移植（organ transplantation）是指通过手术的方法将某一个体的活性器官移植到另一个体的体内，使之恢复原有的功能，以代偿受者相应器官因终末性疾病而丧失的功能。被移植的器官或组织称为移植物；提供移植物的个体称为供者或供体，分为活体供者和尸体供者；接受移植物的个体称为受者或受体。常见的移植器官有肝、肾、心、肺、胰腺与甲状旁腺等；移植细胞有骨髓细胞、胰岛细胞等；移植组织有角膜等。器官移植是治疗各类终末期内脏器官功能衰竭的有效方法，其中肝移植、肾移植已成为终末期肝、肾衰竭患者首选的外科治疗方法。本章主要介绍了免疫系统、排斥反应、免疫抑制剂、移植配型、血药浓度、液体活检、器官捐献以及脑死亡和心死亡的相关知识。

第一节　免疫系统

案例

　　瑞瑞，14岁，初中二年级学生，3天前接受了肾移植手术，移植术后肾脏功能恢复良好，尿量正常，肌酐值每日都有明显下降，能正常饮食和下床活动。然而，手术医生提醒瑞瑞和她的父母，她需要终身服药以调控免疫系统，既要预防排斥反应的发生，又要最大限度地减少感染的发生，所以准确服药和定期复查很重要。瑞瑞不解地问："什么是免疫系统？为什么我需要终身服药呢？"医生告诉她："免疫系统是我们身体内部非常厉害的'守护者'，需要终身服药也是因为它。"

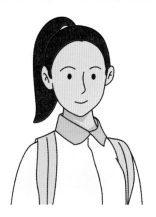

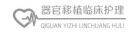

问题 1 为什么说免疫系统是我们身体的"守护者"？

免疫系统是由各种不同功能的细胞、组织和器官组成的，它就像是身体里的"超级英雄"，识别和打击一切"入侵者"，包括侵袭我们的细菌、病毒等病原体和移植器官。免疫系统识别并打击"入侵者"的过程叫免疫应答。

免疫应答分为两类：固有免疫和适应性免疫。固有免疫是我们的"天生防御"能力，从出生的那一刻起，我们就有了这种能力。例如皮肤、黏膜这些"物理盾牌"，还有那些能够迅速识别和消灭病原体的免疫细胞，它们就像是我们身体里的"哨兵"，随时准备战斗。适应性免疫则是免疫系统通过与病原体"交手"，逐渐获得的"超能力"，它有两种方式：体液免疫和细胞免疫。体液免疫就像是我们的"魔法武器"，免疫细胞会制造出特异的抗体，与病原体展开一场"大战"；而细胞免疫则像是免疫细胞直接变身为"战士"，消灭那些"入侵者"。适应性免疫还有很强的"记忆"功能，一旦身体再次遇到相同的病原体，免疫系统就能迅速做出反应，把病原体消灭在萌芽状态。

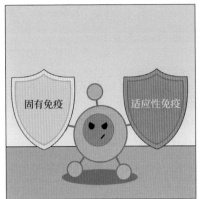

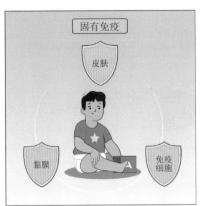

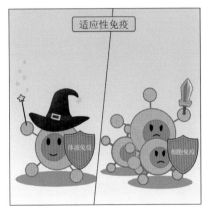

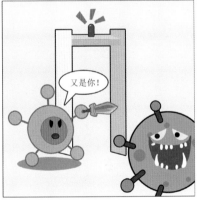

 免疫系统就是我们的"铜墙铁壁"吗？

　　免疫系统当然不是"铜墙铁壁"，它也有受损的时候，一旦受损，我们的身体就会变得容易"受伤"，各种疾病就有可能找上门来。这时候，我们就要及时寻求医生的帮助，接受专

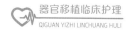

业的治疗，让我们的身体得到更好的保护。由此可见，保持健康的生活方式、增强免疫力对于保障身体健康十分重要。

 为什么肾移植手术后需要终身服药？

因为免疫系统会"打击"移植器官，所以我们需在医生指导下终身服用药物来调控它，让它减少对移植器官的"打击"。

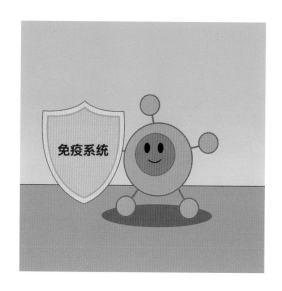

（王海莲）

第二节　排斥反应

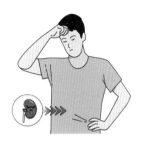

小张，27 岁，患尿毒症 5 年多，一个多月前配型成功后做了肾移植手术，术后第 9 天恢复良好，顺利出院。可近两天小张发现自己的尿量明显减少，体温在 37.5℃左右，时常感到头晕、疲乏，遂来医院复查，发现肌酐值上涨到了 389 μmol/L，医生诊断小张发生了排斥反应。

问题 1　**什么是排斥反应？**

排斥反应是指受者（案例中的小张）进行器官移植后，移植物作为一种"异己成分"被受者（小张）的免疫系统识别，受者（小张）体内的免疫细胞发起针对移植物的攻击、破坏和清除的免疫学反应。除同卵双生者之间的器官移植外，其他同种异体组织或器官移植都会发生排斥反应。排斥反应是器官移植术后常见的并发症之一，几乎所有的器官移植都可能发生。

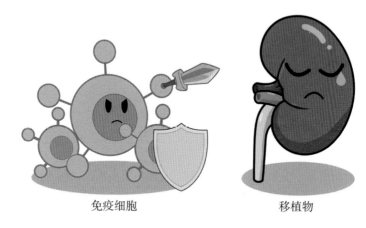

免疫细胞　　　　　　移植物

免疫细胞攻击移植物

 排斥反应有哪些类型?

根据发生的时间，排斥反应可分为超急性排斥反应、加速性急性排斥反应、急性排斥反应和慢性排斥反应 4 种类型。

（1）超急性排斥反应：是最剧烈且后果最严重的一类排斥反应，但非常少见，一般发生在肾移植术后 48 小时内，最常发生在移植肾血流开放几分钟之内，或心脏移植术后 72 小时内。肾移植受者可能会出现坏死性血管炎、严重的局部缺血及移植物坏死；心脏移植受者可有移植心脏发绀、出现花斑、收缩无力等急性心力衰竭的表现，一旦发生，必须立即切除移植器官。

（2）**加速性急性排斥反应**：多发生在移植术后 3 ～ 5 天，常表现为在移植物功能恢复的过程中突然出现体温上升，移植物肿大、局部胀痛、功能急剧减退甚至完全丧失。

（3）**急性排斥反应**：是临床上最常见的排斥反应，常见于移植术后一周到几个月，也可发生在移植多年以后。肾移植急性排斥反应的典型表现为突然发热、移植物肿大、局部胀痛以及移植肾功能减退等；心脏移植急性排斥反应的典型表现为乏力、全身不适、食欲缺乏、心脏扩大、颈静脉怒张、心律失常以及血压下降等；肝移植急性排斥反应的典型表现为黄疸加深，胆汁分泌减少、胆汁稀薄、颜色变浅等肝功能损害症状；肺移植急性排斥反应的典型表现为胸痛、疲乏、食欲减退，还常伴有咳嗽、咳痰、呼吸困难等。不过，作为"免疫特惠"器官，肝脏由于其特殊的解剖结构，移植术后发生排斥反应的概率（＜1%）远低于肾移植（20% ～ 50%）和心脏移植（10% ～ 20%）。急性排斥反应可以通过调节或更换免疫抑制剂来治疗，必要时可使用激素冲击治疗，但激素冲击治疗期间患者容易出现高血糖，要注意血糖的监控。

（4）**慢性排斥反应**：可发生在移植术后数月至数年。免疫损伤的主要形式是移植器官的毛细血管床内皮细胞增生，使动脉腔狭窄并逐渐纤维化；临床表现为移植器官功能缓慢减退。目前对于慢性排斥反应多是以预防为主，缺乏理想的治疗措施。

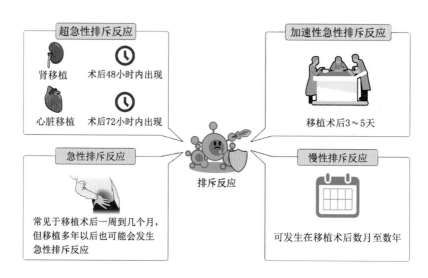

 问题 3 **如何预防排斥反应的发生?**

器官移植手术的成败在很大程度上取决于排斥反应的防治效果,目前临床上主要从预处理、严格选择供者、应用免疫抑制剂抑制受者免疫应答、诱导移植耐受以及加强移植术后的免疫监测等方面来预防排斥反应的发生,接下来重点介绍预处理和移植术后的免疫监测。

(1)预处理:实质性脏器移植过程中,供、受者间 ABO 血型不符可能会导致较强的排斥反应。在某些情况下,为逾越 ABO 血型屏障而进行实质性脏器移植时,会应用血浆置换的方法或者输注特异性血小板降低受者体内抗体滴度,以最大限度地减少术后排斥反应的发生。

（2）**移植术后的免疫监测**：在临床工作中，移植术后的免疫监测极为重要。免疫监测是在排斥反应发生之前检查受者体内参与反应的免疫细胞及某些免疫分子的变化，对判断受者是否会出现排斥反应有重要的参考意义。

排斥反应的临床判断主要依靠症状、体征、移植物功能状态及实验室检测数据等综合指标。超急性排斥反应很容易被诊断，急性排斥反应和移植物抗宿主反应的临床表现较明显，而慢性排斥反应多无典型临床表现。移植器官的功能测定根据移植物不同而有所差别，多需做大量的生化测定和血液学指标检查，某些辅助检查，例如 B 型超声和彩色多普勒超声检查，对了解移植器官的形态、血管通畅性和血流量等也有一定的帮助。早期发现和诊断排斥反应，对于及时采取治疗措施具有重要的指导意义。

器官移植术后应定期前往门诊进行复查，如进行供体特异性抗体检测，必要时用血浆置换的方法或者药物治疗降低抗体滴度；定期检测免疫抑制剂血药浓度，根据血药浓度，调整免疫抑制剂方案和剂量；同时要预防感染，因为感染可以诱导排斥反应发生。

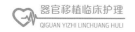

问题 4 **如何明确排斥反应的诊断？**

我们能通过观察到的排斥反应症状，生化检查、影像学检查、穿刺活检结果等明确排斥反应的诊断。

（1）肾移植术后排斥反应的表现为高热、畏寒、乏力、腹胀、尿量突然减少，出现肉眼血尿，体重增加，血压升高，伴移植肾质地变硬、肿胀、有压痛；生化检查结果显示血肌酐及尿素氮水平升高，内生肌酐清除率降低，尿蛋白和红、白细胞增多；彩超检查可发现肾肿大、血管阻力增加；肾扫描可发现肾血流量减少。

（2）肝移植术后排斥反应的表现为肝区胀痛、胆汁变清；生化检查结果显示血清胆红素急剧上升，碱性磷酸酶升高，凝血酶原时间延长。

（3）心脏移植术后排斥反应的表现为心肌酶和心肌标志物升高，辅以心内膜心肌活检，可诊断心脏排斥反应。

（4）肺移植术后排斥反应的表现为存在胸腔积液；X线检查显示肺周围蜂窝样改变；血气分析结果显示动脉血氧分压（PaO_2）下降。

问题 5 **发生了排斥反应该怎样治疗?**

排斥反应是器官移植术后主要的并发症之一,对于不同类型的排斥反应可以采取不一样的治疗方案。

（1）**超急性排斥反应**：迄今为止尚无有效的治疗方法,患者确诊后应尽早切除移植物,防止其危及生命。但是我们可以通过配型和预处理降低抗体滴度来预防超急性排斥反应的发生。

（2）**加速性急性排斥反应**：一旦明确诊断应尽早应用抗胸腺细胞球蛋白（antithymocyte globulin,ATG）或抗人 T 细胞 CD3 鼠单抗（mouse monoclonal antibody against human CD3 antigen of T lymphocyte,OKT3）治疗,可联合应用血浆置换和免疫吸附治疗。对于在术后早期正在进行激素冲击治疗过程中发生的加速性急性排斥反应,可进行抗体如 ATG、抗淋巴细胞球蛋白（antilymphocyte globulin,ALG）冲击治疗,根据排斥反应的程度,疗程一般为 5 ~ 7 天。也可使用血浆置换或血液透析清除炎性因子,减轻对移植器官的损害。加速性急性排斥反应也是重在预防。

（3）**急性排斥反应**：激素冲击疗法是目前首选的治疗方案。对于轻中度急性排斥反应者,如果激素冲击疗法有效,静脉滴注后,可予以口服激素维持;对于激素难治性的急性排斥反应

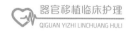

者，要尽早给予 ATG 治疗；对于重度急性排斥反应者，常需要对其进行 ATG 治疗，并在治疗后给予抗生素，以预防感染的发生。此外，还应根据血药浓度优化口服免疫抑制剂治疗方案。

（4）**慢性排斥反应**：慢性排斥反应的治疗目标是尽可能地防止移植器官功能进行性恶化。应在移植物穿刺活检病理组织学结果的基础上，结合临床表现，积极寻找引起慢性排斥反应的原因，加强血压、血糖、血脂的管理，调整或优化免疫抑制剂治疗方案，同时进行抗凝、抗栓治疗。

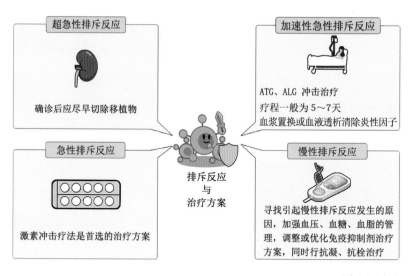

超急性排斥反应
确诊后应尽早切除移植物

加速性急性排斥反应
ATG、ALG 冲击治疗
疗程一般为 5～7 天
血浆置换或血液透析清除炎性因子

急性排斥反应
激素冲击疗法是首选的治疗方案

慢性排斥反应
寻找引起慢性排斥反应发生的原因，加强血压、血糖、血脂的管理，调整或优化免疫抑制剂治疗方案，同时行抗凝、抗栓治疗

排斥反应
与
治疗方案

（何文清）

第三节 免疫抑制剂

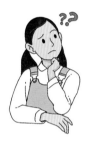

茜茜，10 岁，肾移植手术后第 7 天，尿量和血肌酐均已恢复正常。在医护人员的指导下，茜茜掌握了正确的服药方法，但她心中还有许多疑问：什么是免疫抑制剂？免疫抑制剂都有哪些类别呢？

 问题 1 **什么是免疫抑制剂？**

免疫抑制剂就像是人身体里类似"小警察"的调节器。当身体的免疫反应过于猛烈时，这些"小警察"可能会变得过于"激动"，导致一些不必要的"麻烦"。这时候，免疫抑制剂就会"上场"，调节这些"小警察"，让它们"回归正常"。免疫抑制剂就像是一个聪明的"交通指挥员"，它能让混乱的"交通"变得有序。同样地，它也能让人体的免疫系统更加稳定，不再乱成一团，但免疫抑制剂也会让免疫系统的功能稍微降低，导致人体抵抗外界感染的能力下降。这时候，器官移植受者就得更加注意个人卫生，避免去那些可能被感染的地方。

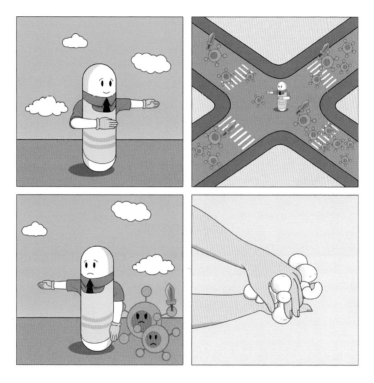

此外，免疫抑制剂可能还会对人的身体代谢和器官功能产生一些影响，就像交通指挥员可能会改变一些车辆原有的路线一样。在使用这些药物时，医生会根据器官移植受者的整体健康状况，制订个性化的治疗方案，并时刻关注任何可能出现的不良反应。

总的来说，免疫抑制剂就像是人身体里的"小助手"，帮助人体更好地管理免疫反应。

问题2 **免疫抑制剂都有哪些类别？**

首先我们要知道，免疫抑制剂是帮助我们调节身体免疫系统的药物。当身体的免疫系统出现问题，比如攻击自己的细胞或者对移植的器官产生排斥反应时，就需要用到这些药物。免疫抑制剂有很多种类，每种的作用方式都不太一样，常见免疫抑制剂的种类见表1-1。

（1）**糖皮质激素类药物**：如泼尼松和地塞米松，它们就像是免疫系统的"刹车"，可以让免疫细胞不过度活跃，从而减轻免疫反应。不过，长期应用可能会产生一些不良反应，如降低抗感染能力、骨质疏松等。

（2）**抗代谢类抑制剂**：如环磷酰胺和甲氨蝶呤，它们就像是免疫细胞的"克星"，可以直接杀死免疫细胞或抑制免疫细胞的增殖，从而降低免疫反应的强度。因为这些药物的不良反应比较大，一般只有在其他药物都不起作用的时候才使用。

（3）**钙调素抑制剂**：如环孢素A和他克莫司，它们就像是调节免疫系统的"开关"，可以通过削弱钙调素的功能，让免疫细胞不要过度活跃。这类药物常被用于器官移植术后的免疫

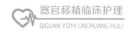
抑制治疗，但长期使用可能会对肾功能、肝功能、神经系统功能等产生影响。

（4）单克隆抗体类药物：如利妥昔单抗和贝利单抗，它们就像是给免疫系统打的"精确制导导弹"，作为人工合成的免疫球蛋白，能和免疫细胞上的特定抗原结合，精确地减轻免疫反应。此类药物虽疗效好，但往往价格较高。

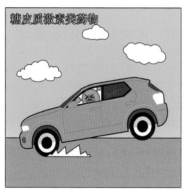

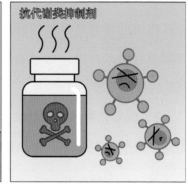

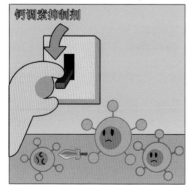

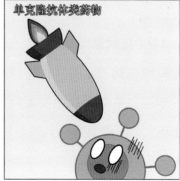

表 1-1　常见免疫抑制剂的种类

常见种类	代表性药物	作用	不良反应
糖皮质激素类药物	泼尼松、地塞米松	抗毒、抗炎作用	降低抗感染能力、骨质疏松
抗代谢类抑制剂	环磷酰胺、甲氨蝶呤	预防排斥反应	腹泻、白细胞减少、增加机会性感染的风险
钙调素抑制剂	环孢素 A、他克莫司	预防和治疗排斥反应	肝脏毒性、肾脏毒性、神经毒性、血糖增高、增加感染的风险
单克隆抗体类药物	利妥昔单抗、贝利单抗	抑制免疫系统、预防排斥反应	过敏反应、增加感染和发生恶性肿瘤的风险

此外，还有一些其他的免疫抑制剂，比如生物反应调节剂和免疫检查点抑制剂等。它们的作用方式各不相同，但功能都是调节身体的免疫功能，使患者能更好地恢复健康。在用药时，医生会根据患者的实际情况和病情来选择合适的药物。

问题 3　免疫抑制剂有副作用吗？

免疫抑制剂就像是身体里的"刹车"，帮我们把过度活跃的免疫系统"冷静下来"。这对于一些自身免疫性疾病或者器

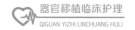

官移植术后的排斥反应来说，是非常重要的，但是，这个"刹车"也不是随便就能踩的，因为免疫系统被"踩刹车"了，它就不能抵抗外来的细菌和病毒了。使用免疫抑制剂的患者要特别注意卫生，避免发生感染。此外，免疫抑制剂还可能对患者的肝脏、肾脏等器官产生不同程度的影响，患者的血压、血糖也可能会升高，还会增加心脏病的患病风险。由此可见，免疫抑制剂是一把"双刃剑"。

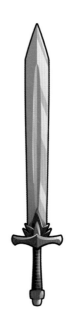

（王海莲）

第四节　移植配型

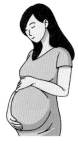

杨丽，38岁，高龄产妇，患妊娠期高血压，生产时大出血，经输血抢救才保住母女生命，但杨丽的肾脏功能受到了严重损害，必须接受血液透析治疗。杨丽的丈夫听说肾移植是一种非常有效的治疗手段，想为杨丽捐献自己的一个肾脏，于是带着杨丽来到器官移植门诊，咨询后才知道，肾移植不是他们想象的那么简单，需要先进行组织配型。

什么是组织配型？

组织配型是一项极其复杂的免疫学检验工作。设想一下，如果有患者需要一个新的心脏、肾脏或者骨髓，那么从哪里得知"捐赠者"是不是最匹配的供者呢？这就涉及了组织配型。简单来说，组织配型就是看移植物的供者和受者的匹配程度，确保他们就像拼图一样能完美结合，减少发生排斥反应的风险。

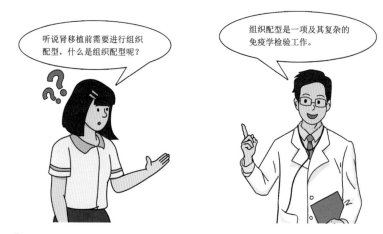

问题 2 **器官移植前需要做哪些组织配型**？

排斥反应是器官移植失败的主要原因之一。为避免发生排斥反应，必须进行组织配型，常用的组织配型有以下 4 项。

（1）ABO 血型配型：ABO 血型就像我们每个人的身份证，有自己的唯一标识。这项检测可以判断供者和受者的血型是否相符，如果血型不符，就等于身份不匹配，无法施行肾移植手术。

（2）组织相容性抗原的血清学鉴定：人类白细胞抗原（human leukocyte antigen，HLA）就像我们每个人的 DNA 一样，有着自己独特的编码。HLA 检测就是为了找到和受者相匹配的供者，如果供者和受者的 HLA 编码差异很大，就会像密码错误一样，难以完成移植。

（3）**群体反应性抗体**（panel reactive antibody，PRA）**检测**：这项检测主要看受者是否对供者的某些物质产生了抗体。如果受者体内已经有抗体了，说明他们之前可能接触过或者被某种物质刺激过，就像我们吃了某种过敏食物一样。医生通常称 PRA 阳性患者为"预致敏"患者，一般将 PRA ＞ 10% 定义为致敏，PRA ＞ 50% 为高致敏。致敏患者难以获得配型合适的供者，移植后抗体介导的体液性排斥反应导致的移植物功能丧失的风险也显著升高。如果患者的术前 PRA 检测结果是 80%，那意味着如果有 100 个随机来的移植物可以给这名患者进行移植，从概率上来讲有 80 个移植物是他不能够接受并移植的（接受并移植会发生超急性排斥反应），这种 PRA 高的患者器官移植术后出现排斥反应的概率非常高。研究表明，PRA 阳性（＞10%）的患者器官移植存活率明显低于 PRA 阴性（＜10%）的患者，所以我们临床要求受者的 PRA 检测结果低于 10%。

（4）**淋巴细胞毒性试验**：这项检测就像一个"警报器"，可以检查受者体内的淋巴细胞是否对供者的移植物产生反应。如果淋巴细胞毒性试验结果是阳性，那就意味着受者体内的免疫系统会把移植物当作"入侵者"进行攻击，导致排斥反应。就像人体对某些药物的反应一样，虽然药物本身是为了提供帮助，但如果身体不接受它，就会产生不良反应。试验结果的正常值为小于 10%，如大于 10% 为阳性。一般情况下尽量选择数值最低的受者接受移植。

综合这 4 项检测结果，医生就能评估出供者和受者之间的匹配程度。匹配度越高，排斥反应发生的风险就越小，所以在进行器官移植之前，医生会进行严格的检测。

总之，组织配型就像寻找一位合适的"伴侣"，需要综合考虑各种因素，才能顺利组建"圆满家庭"。

（王海莲）

第五节 血药浓度

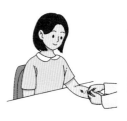

慧慧在器官移植康复出院后的一个月内每周回门诊就诊。一天，慧慧抽了血，拿着检查结果到医生门诊问诊，她对免疫抑制剂的用量和血药浓度的监测充满了疑问。看着满脸疑惑的慧慧，医生决定给她上一堂有趣的科普课。

 免疫抑制剂用多少合适？

要解释这个问题，那就要先介绍器官移植受者须定期检查的一个项目——血药浓度。就像是药物在血液里开演唱会，歌手（药物）唱得（效果）好不好、观众（细胞）买不买账，都得看血药浓度够不够。试想，如果歌手（药物）声音太小（浓度不够），观众（细胞）怎么能听得见、与它互动呢？为了确保这场"演唱会"演出成功，我们需要时不时地检查一下血药浓度，看看歌手（药物）在舞台上（血液里）的表现（效果）如何。

　　然而，如果我们身体里有"坏菌"（病原体）捣乱，医生就会给我们开抗生素——这场"演唱会"的"门票"。如果音响师把音量调得太低（药物浓度不够），我们身体里的观众（细胞）就可能感受不到歌手（药物）的魅力（效果），"坏菌"就可能会继续捣乱。血药浓度监测就像是请了个专业的"音响师"，协助我们及时调整药物浓度与用量，让身体里的观众（细胞）都能感受到它的魅力（效果）。

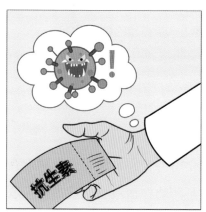
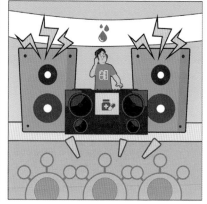

问题2 **免疫抑制剂使用前都需要进行血药浓度监测吗?**

不是所有免疫抑制剂在使用前都需要进行血药浓度监测,就像不是所有的演唱会都需要音响师一样。有些药物就像是小清新的民谣歌手,声音柔和、自然,不需要太大的音量就能打动人心。在使用药物的时候,我们要听从医生的建议,让药物在我们的身体里发挥出最好的作用。

总之,血药浓度的监测就像是给药物在血液里的"演唱会"找了个专业的"音响师",以确保药物能够发挥出最佳的作用,让我们的身体更健康、更强壮!

(王海莲)

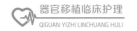

第六节 液体活检

案例

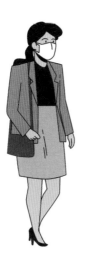

小丽，25岁，肾移植术后1年。3天前小丽感觉自己突然尿量减少，按照护士老师的嘱咐，赶紧称了一下体重，发现体重一天涨了2kg，遂赶紧前往医院就诊。检测结果显示，小丽的血清肌酐值明显升高，医生诊断她发生了急性排斥反应，给予她激素冲击治疗，调整了免疫抑制剂剂量。第2天小丽的尿量增加了，3天后血清肌酐值也下降到了正常范围，小丽终于松了一口气。小丽遵照护士老师的要求，戴好口罩，收拾行囊，准备出院了。然而，小丽很是不解："我都是严格遵医嘱服药，作息规律，饮食也很注意，怎么还是发生了排斥反应呢？如何才能预测排斥反应的发生呢？"

为什么要进行排斥反应的预测？

　　我们都希望移植的器官在受者体内"活"得长长久久，像我们的原生器官一样，但免疫排斥这个"捣蛋鬼"总是跳出来捣乱，让器官移植后患者的生活充满不确定性。此外，长期依赖免疫抑制剂可能会让患者更容易碰到感染或肿瘤这些"不速之客"。如果我们不能精确地评估患者的免疫风险，不能时时刻刻关注他们的情况，移植后的器官可能会再次出现问题；所以，监测和评估移植器官的健康状况非常重要。通常，我们可以通过观察身体内部是否多出许多免疫"小战士"（T细胞监测）或者"战场痕迹"（抗体、细胞因子等监测）来判断身体有没有发生排斥反应。免疫风险评估和监测可以预测排斥反应的发生，从而可以让医生为患者量身定制最合适的免疫抑制治疗方案。根据每个患者的具体情况，调整药物的种类和剂量，就像是给患者定制一套合身的"护甲"，让他们在面对免疫排斥反应时更有"底气"！这样一来，移植的器官就能"活"得更久，药物的副作用也会减少，患者的生活质量也能得到大幅提升，患者就能活得更开心、更健康！

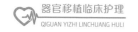

问题 2 怎样进行器官移植术后的免疫风险评估与监测？

传统的移植物排斥反应和损伤检测手段可简单分为无创、有创两大类。无创即通过采集患者血液、尿液中的生物标志物进行检测，有创即通过从患者体内获取组织样本进行组织病理学检查。

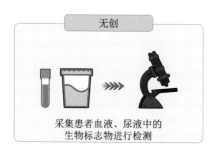

采集患者血液、尿液中的
生物标志物进行检测

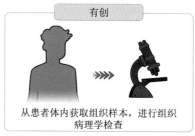

从患者体内获取组织样本，进行组织
病理学检查

以肝移植为例，通过检测血液里的谷草转氨酶、谷丙转氨酶和胆红素等指标，我们可以判断移植后的肝脏是否在正常运行，以及有没有发生排斥反应。肾移植的患者需要密切关注血清肌酐、尿蛋白、尿素氮、尿酸等指标。此外，还需定期检测免疫抑制剂的血药浓度，观察药物疗效及其是否产生了副作用。这些检测就像是给移植风险拍了个"全景照"，能让我们大致了解免疫和药物毒性风险等情况。无创检测也有个小缺点，就是有时候反应不太灵敏。可能在移植物有了明显损伤后，它们才开始"报警"，有时候还可能会"误报"或"漏报"。

有创检测可是个"高手"哦！通过给移植物做个小小的"手术"，就能拿到它的组织病理学结果，这可是判断术后排斥反应的金标准呢！不过，就算是"高手"也有短板。比如，这种检测方式会给患者带来轻微不适或其他的不便，还可能会导致一些并发症；有创检测的费用通常较高，也比较耗费患者的时间和精力；另外，检测效果还会受到医院设备、检测流程及病理医生水平等的影响。

除此之外，液体活检作为近年来生物医学研究热门领域之一，也被应用于进行器官移植术后的免疫风险评估与监测。

什么是液体活检？

我们都知道，当站在河边凝视奔涌的河流，在平静的水面下、在人们看不到的地方还有由鱼、虾、浮游生物、微生物等构成的庞杂而完整的生态系统。人体也有着类似的"河流"，那便是给我们全身运输氧气和营养物质的血液，而血液中的"生态系统"则由血细胞、蛋白质、酶等物质组成。比这些物质更小、更接近于"微生物"的，便是数量极大的循环肿瘤细胞、循环肿瘤 DNA 片段、游离 DNA 片段、微小 RNA 片段以及其他蛋白质和代谢产物。液体活检是一种操作简单、成本低廉、可重复性强的技术，只需要提取一点血液或体液，它就可以帮助我们找到这些生物标志物，非常适用于疾病的早期检查和远期监测。

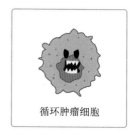
循环肿瘤细胞

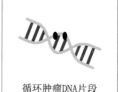
循环肿瘤DNA片段

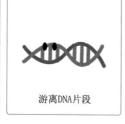
游离DNA片段

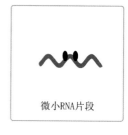
微小RNA片段

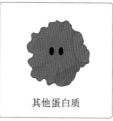
其他蛋白质

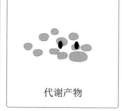
代谢产物

近年来，液体活检在肿瘤临床诊断治疗领域的应用日益广泛，是实现对肿瘤"个体化精准医疗"的重要手段。液体活检就像是给肿瘤安装了一个定位系统，能帮助医生及时发现肿瘤患者的基因变化，更精确地打击肿瘤、监控治疗效果，以及为治疗方案的调整提供依据。此外，液体活检还被广泛应用在心脏病、脑部疾病、传染病以及无创产前检查等领域，它能够让我们更早地发现疾病的"蛛丝马迹"，从而进行早期干预和治疗。在器官移植方面，液体活检可以通过检测供者游离源 DNA（graft–derived cell–free DNA，GcfDNA）这一新兴生物标志物，监测器官移植后并发症的发生，以及更早地发现移植后出现的排斥反应。

问题 4　什么是供者游离源 DNA？

早在 20 世纪初，法国科学家 Mandel 和 Metais 便发现，在人体外周血液循环中存在着一种游离于细胞外的 DNA 片段，这些细小的核酸片段原本是细胞核中 DNA 缠绕组蛋白形成的核小体。当人体细胞凋亡或坏死的时候，细胞破裂，核小体随之进入血液，在多种核酸酶作用下自然断裂，可以形成平均长度为 180 ~ 200 碱基对（base pair，bp）的小片段，即游离 DNA 片段。人们发现，除了血液，它还广泛存在于脑脊液、胸腔和腹腔积液、卵泡液、唾液、尿液等各类体液中。

器官移植完成后，有些细胞可能会因为各种原因"离家出走"，变成一个个小小的 DNA 片段，就是 GcfDNA。因为这些"离家出走"的细胞直接来自移植的器官，所以其数量也能反映移植器官的情况。例如，当移植的器官"受伤"或"生病"（比如缺血、感染或发生了免疫排斥反应等）时，"离家出走"的

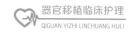
细胞就会变多，即 GcfDNA 的数量就会明显增多。GcfDNA 已被证明是非常有效地用于检测移植器官损伤的生物标志物。医生可以通过液体活检对 GcfDNA 的检测，实时、有效且无创地监测移植后器官损伤的可能性，还可以定量评估患者排斥反应的严重程度，从而作出更准确的治疗决策。

问题5 有了 GcfDNA 液体活检技术，器官移植受者是不是就再无后顾之忧了？

虽然液体活检可以通过采集脑脊液、唾液、胸腔和腹腔积液、血液、尿液等对疾病进行诊断，GcfDNA 也可以在更容易获得的尿液或唾液等其他体液中找到，但目前多数检测和研究还是基于血液开展的。当需要的血液量相对较大时，如果采集的血液不够或者血液在保存和运输过程中出现问题，就可能影响检测结果；频繁地抽血也可能会引起患者的抵触情绪。再者，目前国内关于 GcfDNA 液体活检的研究相对较少，也缺乏基于本土数据制定的临床应用指南。虽然国际上有不少关于 GcfDNA 液体活检的指南资料，但不同人种的免疫系统存在差异，国外的经验也不一定适合中国器官移植受者的诊疗。

目前，四川省医学科学院·四川省人民医院（简称"四川省人民医院"）器官移植中心的研究人员已经开展了相关工作，作，他们通过收集和分析数百名肝移植、肾移植志愿者的血液 GcfDNA 数据来优化液体活检技术体系，升级辅助诊断的人工智能 AI 系统。相信在不久的将来，随着科学技术的快速发展、医疗水平的提高以及国内相关研究的增多，GcfDNA 液体活检的技术会更加成熟、流程会更加规范，其结果也将更具专业性，能为临床诊疗的精准判断、器官移植受者术后的个性化治疗带来更多的帮助。

（罗湘薇）

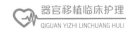

第七节　器官捐献

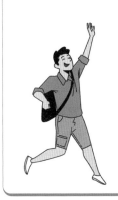

案例 ✏️

　　小雨，大四学生，阳光男孩，身体健康，在看到相关器官捐献的宣传新闻后前来咨询，想了解器官捐献的途径、活体是否可以进行捐献以及是否可以捐献器官给认识的人等相关知识。

 问题 1　什么是公民逝世后器官捐献?

　　公民逝世后器官捐献是指自然人在死亡之后，遵循自愿、无偿之原则，通过严格的法定程序和科学的医疗处置，贡献出体内部分或全部器官，用于拯救他人生命或恢复他人健康的纯利他主义公益性行为。

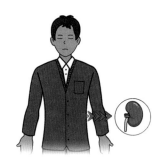

器官捐献的途径有哪些？

　　我国目前的器官捐献途径主要有公民逝世后器官捐献和亲属活体捐献两种，非亲属间的活体捐献在我国是被禁止的。

　　（1）**公民逝世后器官捐献**：分为脑死亡器官捐献、心死亡器官捐献、脑－心双死亡器官捐献三类情况。脑死亡器官捐献必须由脑死亡判定专家按照最新脑死亡判定标准判定脑死亡后才能进行。

　　（2）**亲属活体捐献**：活体器官的接受人限于活体器官捐献人的配偶、直系血亲或者三代以内旁系血亲。

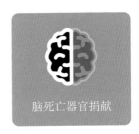
脑死亡器官捐献

心死亡器官捐献

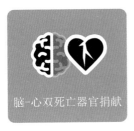
脑－心双死亡器官捐献

 人体的哪些部分可以捐献？

　　在生命离去后，经评估功能良好的肝脏、肾脏、心脏、肺脏、胰腺、小肠都可以捐献，眼角膜、皮肤、骨骼、血管、神经等

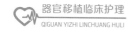
组织也可以捐献。此外，遗体也可以捐献，捐献的遗体可以被用于医学教学和科学研究，这些人就被我们称为"大体老师"。

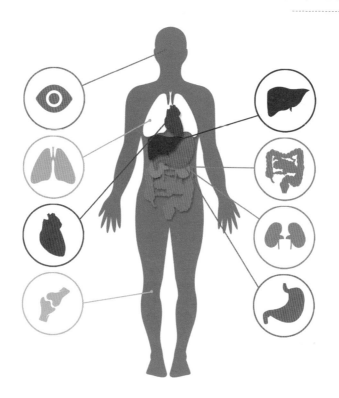

 问题4 **器官捐献志愿登记是什么？**

器官捐献志愿登记仅仅是个人意愿的表达，并不意味着一定会进行器官捐献。最终能否真正实现捐献，需要等到公民逝世后，经严格医学评估并征得其家属同意后才能进行。

问题 5　捐献的器官是怎样进行分配的?

相关部门会将捐献的器官根据《中国人体器官分配与共享基本原则和核心政策》进行分配,遵循公平、公正和公开的原则,并且根据组织配型、年龄、地域和病情等情况分配给最适合的器官衰竭患者。为鼓励公民逝世后进行器官捐献,同一分配层级内符合以下条件之一的肝脏、肾脏、心脏、肺脏移植等待者在排序时获得优先权:

(1)公民逝世后器官捐献者的直系血亲、配偶、三代以内旁系血亲。

(2)登记成为中国人体器官捐献志愿者 3 年以上。

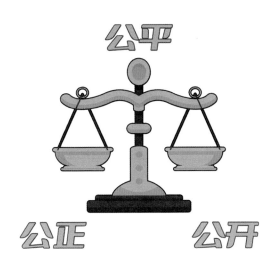

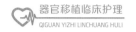
问题 6 **被捐献的器官离开人体后能保存多长时间?**

不同器官的保存时间不同，在现有的医学技术条件下，可移植器官均有可以耐受的最大缺血时间。一般情况下，肝脏耐受冷缺血时间约为 12 小时，肾脏耐受冷缺血时间约为 24 小时，心脏耐受冷缺血时间为 6 ～ 8 小时，肺脏耐受冷缺血时间为 8 ～ 12 小时。保存不好或时间过长都会影响器官的生物活性，最终影响器官移植的效果。为确保捐献的人体器官运输流程的通畅，我国建立了人体器官转运绿色通道。

肝脏耐受冷缺血时间约为12小时

肾脏耐受冷缺血时间约为24小时

心脏耐受冷缺血时间为6～8小时

肺脏耐受冷缺血时间为8～12小时

（薛瑾）

第八节　脑死亡和心死亡

 案例

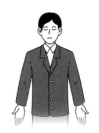

患者李洋的家属致电器官捐献中心，称李洋现在在某医院，咨询如果遵照李洋生前的意愿捐献他的器官，应该怎么做？

问题1　**什么时候可以进行器官捐献？是生前还是死后？**

遗体器官的获取应当在判定遗体器官捐献人死亡后进行，即器官捐献是在捐献者死亡之后进行的。

器官捐献死亡判定标准分类为：

（1）神经学死亡器官捐献，又称脑死亡器官捐献（donation after brain death，DBD）。

（2）循环学死亡器官捐献（donation after circulatory death，DCD），又称心死亡器官捐献。

（3）双死亡标准器官捐献，又称脑–心双死亡捐献（Donation

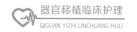

after brain death plus cardiac death，DBCD）。

问题 2 什么是心死亡？什么是脑死亡？

临床上将心跳、呼吸停止，血压持续为零，意识丧失，经抢救无效，判定为心死亡，也叫临床死亡。随着医学科技的发展，患者的心跳、呼吸、血压等生命体征都可以通过一系列药物和先进设备加以逆转或长期维持，而脑死亡是全脑功能包括脑干功能的不可逆终止。人体的呼吸中枢位于脑干，如果脑干发生了结构性破坏，呼吸功能也会随之停止，此时无论采取何种医疗手段都无法挽回患者生命；因此，与心死亡相比，脑死亡显得更为科学，标准更加可靠、规范。

问题 3 心死亡和脑死亡的判断标准分别是什么？

在医学上，心死亡的判断标准为意识完全丧失，呼吸、心跳完全停止，血压持续为零且经抢救仍不能恢复，瞳孔放大；脑死亡的判断标准为自主呼吸停止，不可逆性深昏迷，脑干神经反射消失，瞳孔扩大或固定，脑电波消失，脑血液循环完全消失。脑死亡发生后，即便使用辅助设备可以维持心肺功能，但人体各器官、系统的功能必然会在一定时间内先后丧失，机能的各个部分也将不可避免地先后发生死亡。机体作为一个整体的机能永远停止的标志是全脑机能的永久性消失，即整体死亡的标志是脑死亡。

 问题 4 **怎样诊断脑死亡？**

脑死亡的诊断标准包括：诊断先决条件、临床诊断标准和确认试验标准。

（1）**诊断先决条件**：明确昏迷的原因，排除各种原因的可逆性昏迷，常见的昏迷原因包括颅脑外伤、脑梗死、脑出血等。继发性脑损伤常见于由于心跳呼吸骤停、麻醉意外、溺水窒息等导致的缺血缺氧性脑病。

（2）**临床诊断标准**：脑死亡患者处于深昏迷状态，脑干反射消失，无自主呼吸。脑干反射是指瞳孔对光反射、角膜反射，以及头眼反射、前庭眼反射、咳嗽反射等。无自主呼吸是指患者无法进行自主呼吸，必须依赖呼吸机维持通气。

（3）**确认试验标准**：确认试验包括脑电图、短潜伏期体感诱发电位、经颅多普勒超声，符合其中两项即为达到脑死亡标准。

（薛瑾）

第一节　器官移植后的自我管理和随访

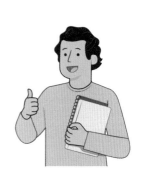

案例

晓明的肾移植手术很顺利，手术完排尿就顺畅了，手术后第四天肌酐值已经降为 100 μmol/L，第五天拔除了尿管，第七天准备出院了，但是晓明对回家以后的自我管理和随访还有许多疑问。

 器官移植后该怎么服药？

器官（无论是肝脏、肾脏、心脏还是肺脏）移植后，为了防止身体排斥新器官，患者需要一直服用免疫抑制剂。然而，免疫抑制剂这把双刃剑在帮助患者降低排斥反应发生率的同时，也让其身体更容易受到细菌、病毒的攻击，从而变得更容易生病。此外，它还可能对患者的血糖、血压、骨质等造成影响，甚至增加肿瘤的患病风险。免疫抑制剂不能多吃也不能少吃，

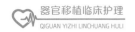

应遵医嘱按时按量服用，让它在身体里保持合适的血药浓度。

　　每种器官移植后的免疫排斥反应都不一样，需要使用不同的免疫抑制剂加以预防或控制。通常肝移植的免疫排斥反应比较小，需服用的免疫抑制剂种类就较少，剂量也较小。此外，体重不一样的患者所需服用的免疫抑制剂的剂量也不一样。另外，每种免疫抑制剂都有其不良反应，所以要搭配着吃（医学上称为"联合用药"），以使治疗效果更好、不良反应更小。

　　须注意，切勿自行服用布洛芬、萘普生等非甾体抗炎药（non-steroidal anti-inflammatory durgs，NSAID），因为它们会增加免疫抑制剂的血药浓度。此外，也不应自行服用中药或膳食补充剂，因为这些可能会影响免疫抑制剂的血药浓度或带来其他的副作用。

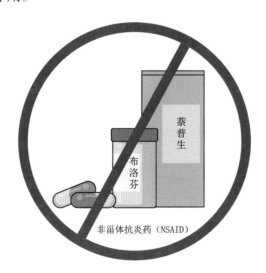

非甾体抗炎药（NSAID）

总之，患者在器官移植后要遵医嘱服药，让新器官在身体里好好"工作"！器官移植后常见免疫抑制剂的应用见表2-1，常见免疫抑制剂的毒副作用见表2-2。

表2-1　器官移植后常见免疫抑制剂的应用

器官移植类别	免疫抑制剂种类				
	钙调素抑制剂	抗代谢类抑制剂	激素	m-TOR抑制剂	抗体
肝移植	长期或短期服用，需监测血药浓度	长期或短期服用	早期服用，后期不用	个体化选用	早期服用，后期不用
肾移植	长期服用，需监测血药浓度	长期服用	长期服用，剂量递减，直到小剂量维持	个体化选用	早期服用，后期不用
心脏移植	长期服用，需监测血药浓度	长期服用	长期服用，剂量递减，直到小剂量维持	—	早期服用，后期不用
肺移植	长期服用，需监测血药浓度	长期服用	长期服用，剂量递减，直到小剂量维持	—	早期服用，后期不用

表2-2　常见免疫抑制剂的毒副作用

毒副作用	免疫抑制剂					
	环孢霉素	他克莫司	泼尼松	吗替麦考酚酯	麦考酚钠肠溶片	西罗莫司
肾毒性	++	+	-	-	-	± *
高血压	++	+	+	-	-	-

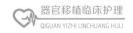
续表

毒副作用	免疫抑制剂					
	环孢霉素	他克莫司	泼尼松	吗替麦考酚酯	麦考酚钠肠溶片	西罗莫司
高脂血症	++	±	+	-	-	++
糖尿病	+	++	++	-	-	-
神经毒性	+	++	+	-	-	-
肝毒性	++	+	-	-	-	-
骨质疏松	+	+	++	-	-	-
痤疮	+	-	+	-	-	-
齿龈增生	+	-	-	-	-	-
多毛症	+	-	++	-	-	-
脱发	-	+	-	-	-	-
肥胖	-	-	+	-	-	-
胃肠道并发症	+	+	+	++	+	+
骨髓抑制	-	-	-	+	+	+

注：＋具有毒副作用。＋＋毒副作用比较严重。－无毒副作用。± 目前尚不确切。±＊可增加肾毒性。

问题2 器官移植后在饮食方面需要注意什么？

合理饮食不仅可以减少器官移植术后胃肠道并发症如腹泻、腹痛、恶心甚至结肠炎等的发生，还可以延缓移植后糖尿病、高脂血症、高血压等疾病的发生和发展。

（1）忌食生食（如生鲜）和因存放不当容易被污染的食物。器官移植术后患者的饮食尤其要注意应煮熟、干净、卫生。因为相比普通人群，器官移植术后的人群更容易被细菌、寄生虫等感染导致严重腹泻。

（2）忌食影响血药浓度的水
果和果汁，如柚子、柠檬、西柚汁、
葡萄汁，这几种水果和果汁能明显
提高钙调素抑制剂的血药浓度。那
可以通过吃这些水果或果汁来减少
免疫抑制剂的剂量吗？当然不能，

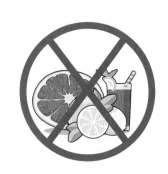

因为这样会导致药物浓度忽高忽低，诱发排斥反应或增加药物
的毒性作用。肝移植手术后期患者如果不服用钙调素抑制剂，
就不需要忌食此类水果和果汁。

（3）慎食大补的中药材和食材，如人参、蜂王浆等，因为
大补的中药材和食材的作用是提高人体免疫力，与免疫抑制剂
的作用相悖。菌类、木耳等食材也应该少量食用。

（4）宜进食优质蛋白食物。
建议多吃鸡蛋、猪牛羊肉类、鱼等
优质蛋白类食物；豆类等植物蛋白
分解代谢产生的代谢产物相对多一
些，可能会增加肾脏负担；肾移植
受者还应少吃海鲜等凉性食品。

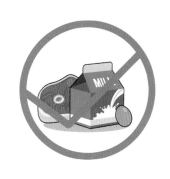

（5）宜进食新鲜蔬菜、水果，促进肠道蠕动，但水果含糖
量比较高，血糖高的患者要限制摄入量哦！

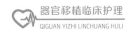

（6）宜进食低盐、低糖、低脂食物，少吃高盐食物（如腌制食品）、高脂食物（如动物内脏、油炸食品等）、甜食等，适量食用水果，以延缓器官移植后糖尿病、高血压、高脂血症等疾病的发生。

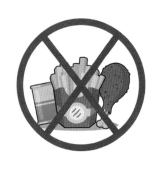

（7）应少吃刺激性强的食物，辛辣的食物（如火锅）可能会引起腹痛、腹泻等症状，饮咖啡、浓茶等可能会影响睡眠。

问题 3　器官移植后可以运动吗？

器官移植后受者当然可以运动，但不宜进行剧烈运动或对抗运动。建议选择一种适合自己的有氧运动并坚持做下去，比如快走、慢跑、游泳、瑜伽等，每周运动三次以上，每次半小时，出毛毛汗为止。运动有助于调节情绪，有助于增强机体的免疫力。

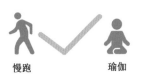

慢跑　　　瑜伽

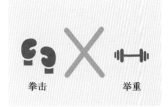

拳击　　　举重

问题 4 器官移植后该如何监测?

器官移植术后需要监测尿量、体重、体温、血糖、血压、肝脏功能和肾脏功能,并做记录整理,以便及时发现问题和判断移植器官功能状态和身体状态。

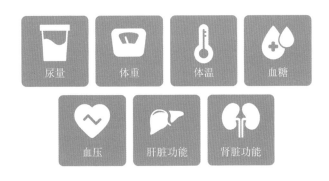

1. 尿量

尿量是肾移植术后患者的重要监测指标。通常情况下,肾移植患者的尿量应为 1500 ~ 2500 mL/ 天,因此,肾移植患者应保证每天 1500 ~ 2500 mL 的饮水量。如果尿量过少,就需检查是不是喝水太少或出汗过多;如果水的摄入量充足,出汗也不多,那就要检查是不是移植肾的功能出问题了,应赶紧称体重、量体温,同时注意有无疲乏、移植肾区不舒服等不适。此外,肝移植、心脏移植和肺移植术后,尿量明显减少者也应该检查肾功能,因为免疫药物有肾毒性,可能影响肾脏功能。

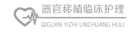

2. 体重

男性：标准体重（kg）=［身高（cm）−80］× 70%

女性：标准体重（kg）=［身高（cm）−70］× 60%

标准体重 ± 10% 为正常体重范围，标准体重增加 10% ~ 20% 为体重过重，标准体重超过 20% 为肥胖，标准体重减少 10% ~ 20% 为体重过轻，标准体重低于 20% 为体重不足。

体重过重会增加免疫抑制剂的所需剂量，增加不良反应的发生率；体重过轻则会影响机体抗病能力。

3. 体温

正常体温为 36.5 ~ 37℃，体温过高多见于发生了排斥反应或感染的患者。如果是排斥反应导致的发热，肾移植患者还常伴有尿量减少、体重增加、肌酐值上升、疲乏不适等症状；心脏移植患者常伴有心律不齐、冠状动脉硬化等表现；肝移植患者常伴有食欲减退、胆汁稀薄、肝区胀痛等表现。如果是感染导致的发热，患者可能会伴有咽喉痛、尿痛、腹泻等感染症状，且感染有可能诱发排斥反应；所以一旦发热，应尽快到医院检查，并积极接受治疗。

4. 血糖

正常血糖值为空腹血糖 < 6.1 mmol/L，餐后 2 小时血糖 < 7.8 mmol/L。

5. 血压

正常血压值为 90 ～ 140/60 ～ 90 mmHg 。

6. 肝脏功能

器官移植患者每次随访进行抽血检查后，除关注移植器官的功能外，还应密切关注转氨酶、胆红素、血脂等指标。

7. 肾脏功能

正常肌酐值 < 100 μmol/L，肌酐值稍微高于正常值可能是药物的不良反应导致的，无须过度担心，密切监测即可。

问题 5　**器官移植后该如何进行复查和随访？**

我们通常所说的复查，在行业内被称随访。根据国家卫生健康委员会（卫健委）随访系统登记相关要求，肝移植术后患者的随访频率见表 2-3，肾移植术后患者的随访频率要求为：手术后第 7 天上报 1 次，第 1 个月上报 1 次，第 3 个月上报 1 次，第 6 个月上报 1 次，6 个月以上每半年上报 1 次。各器官移植中心对术后患者在院检查和出院随访频率的要求不同，但均满足国家卫健委的随访上报要求。四川省人民医院器官移植中心肝、肾移植患者出院后的随访频率见表 2-4。

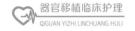
表2-3　肝移植术后患者随访频率

时间	第1月	第2～3个月	第4～6个月	第7～12个月	1年以上
频率	1次/周	1次/2周	1次/3周	1次/6周	2次/年

表2-4　四川省人民医院肝/肾移植患者出院后随访频率

时间	第1个月	第2～3个月	3个月以上
频率	1次/周	1次/2周	1次/3个月

注：有异常症状或体征的患者应及时就诊，其他器官移植患者应遵照医生的要求定期随访。

器官移植术后，受者不仅面临着排斥反应、感染和其他潜在并发症的发生风险，还要终身服用免疫抑制剂和某些抗感染药物。通过定期的随访，医生可以及时发现并发症的早期症状，了解患者检查数据的变化，重新审视免疫抑制方案的合理性、有效性，一旦发现问题便可及时处理。此外，器官移植患者还容易出现焦虑、失眠等症状，与医生定期交流可以起到心理疏导的作用，必要时还可寻求心理咨询等方面的帮助。

问题6　随访包括哪些内容？

（1）监测血药浓度，以及时调整免疫抑制剂剂量。

（2）不断强调服药、饮食、家庭卫生的重要性，增强依从性。

（3）监测移植器官的功能状态。

（4）监测患者是否有感染发生：进行血常规、尿常规、生化指标、定植感染监测等，必要时进行预防治疗或抢先治疗。

（5）监测移植后患者代谢状态：持续指导并鼓励高血压、糖尿病、高脂血症患者掌握器官移植后的生活方式及运动方法等知识。

（6）必要时进行肿瘤检测。

（刘惠蓉）

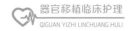
第二节 器官移植后的工作与生活

小天，30岁，因肾功能衰竭做了肾移植手术，今天是术后第5天，护士通知他准备2天后出院，并叮嘱他遵医嘱服药，注意饮食卫生等。他更关心的是自己是否能像以前一样正常工作与生活。

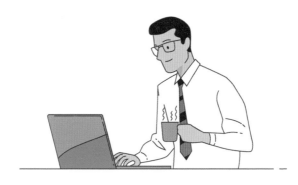

 问题1 **做完器官移植手术后还能像以前一样工作吗？**

器官移植手术的最终目的就是帮助患者最大限度地恢复正常的工作和生活能力。随着器官移植治疗技术的日益成熟，医学上对移植受者治疗效果的评价内容也从过去的生存率、复发率等生物学指标逐渐转向生理、心理及社会功能等方面的综合性指标，其中工作岗位回归和社会参与属于评价患者社会功能康复的客观评价指标。移植受者由于免疫抑制剂的不良反应、手术复杂、术后并发症的发生、频繁复查等可能会出现复杂的心理变化，重返工作岗位的过程往往十分艰难且具有挑战性。如果术后失去工作，患者的生活方式、人际交往、生活节奏、心理状态均会发生变化，还会出现胃肠功能紊乱以及内分泌、免疫、中枢神经等系统功能减退等问题。多项研究表明，器官移植受者术后回归工作岗位有利于其保持更好的健康状况和生活质量。

 问题 2　器官移植受者什么时候可以恢复工作?

调查显示，器官移植受者平均于术后 6 个月开始工作。从回归社会和工作的角度看，肾移植受者的就业率最高，其次为心脏、肝脏和肺移植受者。相关研究表明，肾移植受者术后 3 ~ 6 个月肾功能正常、体力恢复后就可以从事力所能及的工作，脑力劳动者（如文秘工作者等）若术后各方面恢复比较正常，休养 3 个月后即可尝试恢复工作；体力劳动者（如工人等）术后需休养至少6个月。有研究显示，心脏移植后的受者平均6～7.5个月即可重返工作岗位，肝移植后的受者大约6个月可恢复工作，肺移植受者的再就业时间建议为术后1年。总之，重返工作岗位不可操之过急，在各项指标稳定的前提下，应循序渐进地开展工作，可从初期每天2～4小时逐步延长工作时间，但不要超过8小时，同时要保证充足睡眠，在工作单位备足药物以备不时之需。

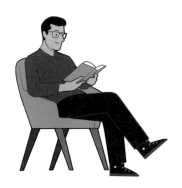

问题 3 器官移植受者的口腔卫生与肺部感染有什么关系？

口腔包括牙齿、牙龈、舌头、龈沟、内颊、硬腭和软腭，多样且独特的解剖结构和唾液的分泌为不同的微生物提供了温暖、湿润的生存环境，是体内第二多样化的微生

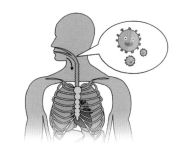

物栖息地，内有 700 多种细菌、真菌和病毒等微生物。尽管口腔内有丰富且密集的微生物，但人体正常的免疫反应和口腔内微生物生态系统的微调平衡可防止口腔菌群失调，维持口腔健康。不健康的口腔卫生习惯和机体免疫力下降会导致口腔微生物生物膜的生长，增加口腔细菌的数量，从而引发各种疾病。大量研究证明，口腔健康状况不佳还与呼吸系统疾病患病风险增加有关。由于口腔直接与上呼吸道相连，因此与其他器官系统相比，口腔内微生物更容易进入呼吸道，引发吸入性肺炎、慢性阻塞性肺疾病、哮喘和肺癌等呼吸系统疾病。牙周炎是常见的口腔疾病之一，已被多项研究证实是心血管疾病、阿尔茨海默病和糖尿病等疾病的危险因素。不清洁口腔的牙菌斑中可检测出幽门螺杆菌，而胃部疾病（如胃炎、消化性溃疡等）的发生往往与幽门螺杆菌有关。器官移植术后患者由于长期服用免疫抑制剂，机体免疫力下降，忽视口腔卫生易导致移植术后感染等并发症发生。

问题 4　器官移植术后该如何保持口腔卫生？

为了预防口腔微生物引发的各种疾病，增强器官移植受者的食欲及消化功能，增加受者的自信心，移植术后保持口腔卫生尤为重要。在进行口腔护理时应注意以下几点：①进食前后均要漱口。②住院期间可使用氯己定溶液或呋喃西林溶液漱口。③可根据口腔培养检查出的不同病菌选择不同的漱口液，如真菌性口腔炎选用1%~4%碳酸氢钠液漱口，铜绿假单胞菌感染可采用0.1%醋酸液等漱口，厌氧菌感染可使用0.08%甲硝唑溶液漱口。④每天至少早晚各刷一次牙，刷牙前无需漱口，刷牙时间至少3分钟，最后用温水漱口。

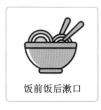
饭前饭后漱口

可用漱口溶液漱口

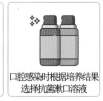
口腔感染时根据培养结果
选择抗菌漱口溶液

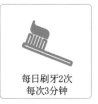
每日刷牙2次
每次3分钟

问题 5 器官移植受者能养宠物吗？

对于器官移植受者而言，饲养和接触动物不是绝对禁止的，但是存在一定的风险。器官移植术后不建议受者喂养宠物，尤其是蜥蜴、蛇、乌龟、小鸡、小鸭

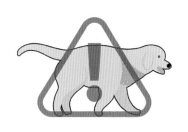

等宠物，因为存在沙门氏菌和弯曲杆菌感染的风险。如果想饲养宠物，应注意以下内容：①给宠物吃优质食品，不喂食生肉或生蛋等生食。②只允许宠物饮用饮用水。③防止宠物狗吃粪

便。④避免接触幼年的猫或狗，因为它们更容易发生肠道感染。⑤鸟笼和鱼缸应由他人每天清洁。此外，由于部分"犬舍咳"疫苗是支气管败血博德特氏菌和副流感病毒的混合物，布鲁氏菌动物疫苗与人类疾病有关，可能面临患宠物疫苗相关疾病的风险，因此，器官移植受者不能从事兽医相关工作。此外，在接触任何动物后，都应该仔细洗手。

问题 6　器官移植受者能养殖花草吗？

有的器官移植受者有养殖花花草草的习惯，但直接接触土壤会增加移植受者感染侵袭性真菌的风险，例如申克孢子丝菌、芽生细菌。在养殖或者接触花草植被的过程中应当注意以下几点：①若需直接接触土壤，应穿戴手套、口罩、完全覆盖脚部的鞋子以及长袖和长裤衣物。②应注意尽量避免被蚊虫叮咬。③使用符合国标的驱虫剂。④在户外草地、灌木丛或树木繁茂的地区活动前，衣物和装备应使用 0.5% 氯菊酯进行处理，以避免被蜱虫叮咬。

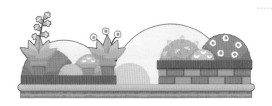

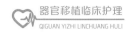

第三节　器官移植后的情绪调节

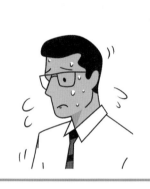

案例 🖊

　　小天做完肾移植手术后，多次检查出血糖和血脂值偏高，且夜间小便频繁，睡眠时间短且入睡困难，他表示对自己未来的康复很是担忧。

 问题 1 **器官移植受者手术后睡眠质量下降怎么办**？

　　根据《国际睡眠疾病分类第三版》（ICSD-3），因频繁发作的入睡困难或睡眠维持困难而导致的睡眠满意度降低可被认为是睡眠障碍。器官移植受者在移植术后出现睡眠质量差的原因是多种多样的，例如免疫抑制剂的不良反应、手术压力、术后体力活动减少、液体摄入量或夜尿增加等。有研究表明，肝移植术后受者普遍存在失眠症状，肾移植受者术后 6 个月的平均睡眠质量与移植前相比显著下降。器官移植受者移植术后如果发现自己入睡困难、睡眠维持困难、早醒、无助眠干预难以入睡，或者因睡眠困难出现疲劳、专注力下降、白天嗜睡、烦躁等症状，都应警惕睡眠问题。

目前最常用的睡眠评估指标是匹兹堡睡眠质量指数（Pittsburgh sleep quality index，PSQI），PSQI 量表（见附录 1）可以评估器官移植受者近一个月的睡眠质量，分值大于 7 分则可评定为睡眠质量较差。若出现了难以入睡或夜间易醒等症状，可通过睡前饮用酸枣仁汤和牛奶、听音乐、睡前不玩手机等改善夜间睡眠状况。症状严重时应及时就医，可遵医嘱采取针灸、正念疗法、脑电生物反馈等干预措施。

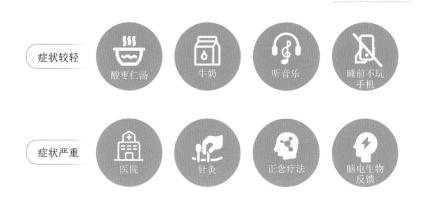

| 症状较轻 | 酸枣仁汤 | 牛奶 | 听音乐 | 睡前不玩手机 |
| 症状严重 | 医院 | 针灸 | 正念疗法 | 脑电生物反馈 |

问题 2 **器官移植受者经常心慌、手抖、手心出汗，是正常的吗？**

器官移植手术对于移植受者来说，不仅仅是身体上，更是

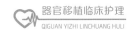

心理上的考验。在术后早期，移植受者常常表现出感恩、乐观、希望等积极情绪，有些移植受者甚至会高估自己的生活质量。在恢复期之后，移植受者面临着移植后重新融入社会的挑战，需要重建日常生活功能，重新与他人建立联系，独立生活，恢复工作，而终身使用免疫抑制剂、移植后并发症、医疗负担、对未来的不确定性等可能会引起移植受者的焦虑情绪。有研究表明，肝移植受者术后焦虑症的患病率为 2% ~ 63%。

问题 3 器官移植受者有时候坐立不安，怎么办？

焦虑的典型症状为持续性或发作性的紧张和坐立不安，器官移植受者内心处于高度警觉状态，甚至可出现肌肉抽动、恶心、腹痛等躯体症状。器官移植受者可通过焦虑自评量表（self-rating anxiety scale，SAS）（见附录 2）、医院焦虑抑郁量表（hospital anxiety and depression scale，HADS）或症状自评量表（symptom checklist 90，SCL-90）的焦虑分量表等评估自己的焦虑水平。移植受者应正视自己的焦虑，不必回避，积极建立正常的交往，保持稳定情绪，必要时可积极寻求医疗援助。移植受者家属应积极主动关心移植受者，引导其看到自身价值，帮助其重树生活信心，陪同移植受者重拾兴趣爱好。

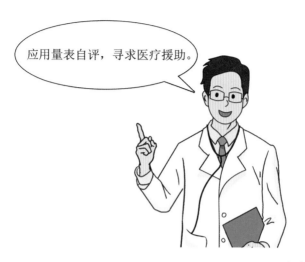

（陶彦灵）

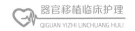
第四节 器官移植后的预防接种

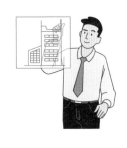

小建，28岁，援非建筑人员，患上肾功能衰竭后做了肾移植手术。术后半年，重返工作岗位，需要接种疫苗，但对器官移植后的预防接种知识了解很少。

 问题 1 **器官移植受者手术后能接种疫苗吗**？

器官移植受者由于长期服用免疫抑制剂，其免疫功能处于低下状态，是感染的高危人群。一旦发生感染，器官移植受者的住院率、危重率和病死率均较正常人群高。接种疫苗是公认的预防感染的有效方式，因此，器官移植受者术后是能进行疫苗接种的。鉴于器官移植受者术后特殊的免疫形态，选择疫苗的种类、接种方式和时机就显得尤为重要。

问题 2 *疫苗的种类有哪些？*

一般来说现在临床上使用的疫苗种类主要有灭活疫苗、减毒活疫苗、亚单位疫苗和核酸疫苗。

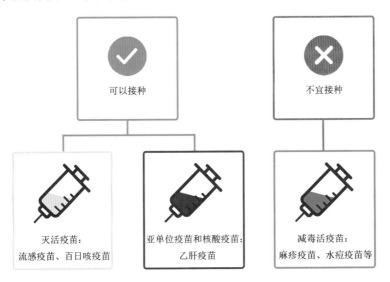

灭活疫苗俗称"死疫苗"，是用物理或化学方法将病原微生物灭活后制成的疫苗，如流感疫苗、百日咳疫苗等，不具有活性，安全性较高且稳定。器官移植受者可以接种此类疫苗，但需要多次注射以产生连续而牢固的免疫力。减毒活疫苗如麻疹疫苗、水痘疫苗等，可诱导体液免疫与细胞免疫，还可刺激黏膜局部免疫形成，在传代中有回复突变的危险，故器官移植受者不宜接种。亚单位疫苗和核酸疫苗针对的是特异性人类白

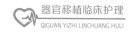
细胞抗原表位和基因编码，可诱导产生特异性免疫，安全性较高，术后也可接种，如乙肝疫苗等。医生会根据器官移植受者的个体情况制订相应的预防接种计划。

问题 3　器官移植受者建议接种哪些疫苗？如何接种？

不光器官移植后的患者，我们提倡移植等待者也按照国家指南进行常规疫苗接种。器官移植术后，建议移植受者选择灭活疫苗、亚单位疫苗和核酸疫苗接种，不建议接种减毒活疫苗和重组病毒载体类疫苗。在移植术后 1 个月内不建议接种任何疫苗，1 个月后可以开始接种流感疫苗，手术 6 个月后可以开始接种其他类灭活疫苗。常规推荐接种的疫苗主要包括流感疫苗、肺炎球菌疫苗、乙肝疫苗、甲肝疫苗和人乳头瘤病毒（human papilloma virus，HPV）疫苗等，需要时也可接种狂犬病疫苗、破伤风疫苗等疫苗。灭活疫苗应在器官移植前至少 2 周进行接种，以获得充分的免疫应答；减毒活疫苗应在移植前至少 4 周接种，以确保与疫苗相关的病毒已停止复制，否则移植术后免疫抑制剂的应用会导致相关感染。

（杨思锐）

第五节　器官移植后的生育问题

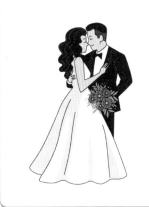

案例 ✏

小丽，25岁，已婚，在尿毒症患病2年多时接受了肾移植手术，身体恢复良好。生活步入正轨后，小丽和老公商量着想要个宝宝，但能不能怀孕呢？移植术后多长时间可以开始备孕呢？小丽心中充满了疑惑。

问题 1　**器官移植术后多久可以同房**？

器官移植术后，为让身体各项机能特别是肾脏功能逐渐恢复，移植受者应以静养为主，避免较剧烈的运动。器官移植手术3个月后移植受者可以有性生活，但频率不宜太高，注意清洁卫生。需要强调的是，器官移植术后早期的计划外妊娠将给女性受者和胎儿带来非常大的危险，因此，建议女性移植受者在术后早期做好防护措施，避免意外怀孕。

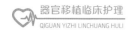

问题 2 **器官移植受者能怀孕吗？如果可以，术后多长时间可以开始备孕？**

　　目前，关于移植后怀孕和备孕的相关证据主要来源于肾移植患者。在尿毒症期，疾病可导致身体多个系统和器官的损害，器官移植受者常出现下丘脑－垂体－性腺轴功能的损害，伴有卵巢功能损害、月经不调，从而导致生育功能低下。术后早期，肾功能未完全恢复，怀孕会造成增大的子宫压迫移植物以及血流动力学改变，因此术后过早妊娠会加重新肾负担，同时使受者发生先兆子痫、感染、妊娠糖尿病、早产的概率上升。因此我们应该合理把握女性受者生育的时机。一般来说，器官移植受者术后 3 年内不宜怀孕，因此，应做好避孕措施。

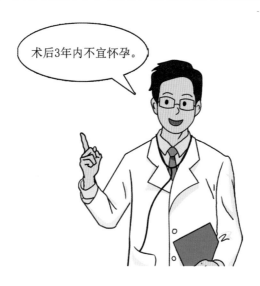

术后3年内不宜怀孕。

问题 3　**判断器官移植受者能否怀孕的标准有哪些?**

欧洲透析与移植协会发布指南，建议肾移植受者妊娠前应具备以下条件：①移植与妊娠间隔时间 ≥ 2 年，且总体健康状况良好。②移植物功能稳定（肌酐值 ≤ 133 μmol/L）。③近期无排斥反应发生。④仅使用 1 种药物控制血压，且血压正常。⑤无蛋白尿（尿蛋白 ≤ 0.5 g/d）。⑥B 超显示移植肾正常，无肾积水、肾结石表现。由此我们可以总结肾移植术后女性患者理想的妊娠条件：维持量免疫抑制剂治疗，无排斥反应，移植器官功能稳定，其他致病状况（如高血压、糖尿病等）控制良好等。

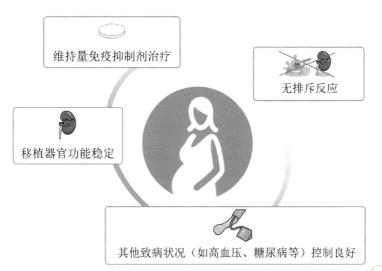

维持量免疫抑制剂治疗

无排斥反应

移植器官功能稳定

其他致病状况（如高血压、糖尿病等）控制良好

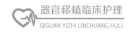

问题 4 **免疫抑制剂对胎儿有影响吗?**

免疫抑制剂可以通过胎盘进入胎儿体内,可能会对胎儿造成影响,因此,需要器官移植专科医护人员、妇产科医护人员综合评估孕妇、胎儿的情况,制订合理的免疫抑制剂使用方案。多数专家认为环孢素、他克莫司、泼尼松等免疫抑制剂在妊娠期服用是相对安全的;而吗替麦考酚酯类有潜在毒副作用,因此建议必须停用 6 周以上才可怀孕。无移植物排斥的前提下维持免疫抑制剂最低剂量是确保母婴安全的关键。在妊娠期间,受者体重、药物分布容量及肝肾清除率的改变等均会导致药代动力学参数的变化,因此,需谨慎调整免疫抑制剂的种类及剂量,加强受者妊娠期体内药物浓度的监测,防止移植物排斥反应的发生。

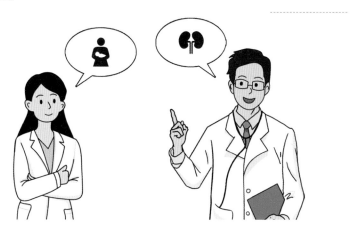

问题 5 **器官移植受者可以进行母乳喂养吗？**

母乳是婴儿最佳的天然食物，能增强儿童体质、降低多种疾病的发病率。由于器官移植受者需长期服用免疫抑制剂，而免疫抑制剂可能通过乳汁对婴儿造成影响，因此，一般不建议器官移植受者进行母乳喂养。根据美国移植协会的建议，如果能准确监测婴儿的血药浓度水平，也可以进行母乳喂养。同时也有研究显示，免疫抑制剂通过母乳传递到婴儿的浓度是极低的。目前仍缺乏相关的长期跟踪研究，因此，器官移植受者能否进行母乳喂养还有待进一步研究。

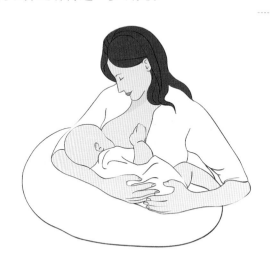

（杨思锐）

第三章

肾移植

如今，肾移植已经成为终末期肾病患者首选的外科治疗方法，也是所有大器官移植中较为成熟的移植技术之一。然而，肾移植术后患者仍然可能面临排斥反应、感染、肾病复发、远期并发症等诸多问题，严重影响肾移植受者的生活质量。本章主要介绍肾移植概况，讲解围手术期促进患者恢复实施的快速康复管理措施，以及肾移植患者术后的常见并发症。

第一节 了解肾移植

案例

　　小丽，22岁，大学生，近半年来反复感冒，头晕、疲乏、嗜睡。开始小丽以为是因为自己参加学校活动多，太累了，可是半年过去这些症状还是没有消失，脸色也由白皙红润变得苍白无华，于是前往医院检查。检查结果显示，小丽的血压为180/98mmHg，肌酐为1000μmol/L，医生诊断她处于肾功能衰竭晚期，且存在中度贫血。此后，小丽开始了血液透析，每周3次，每次去医院透析就是半天，血液透析治疗严重影响了小丽的学习和生活。妈妈和小丽希望寻求一种能既不影响小丽学业又可以完成治疗的方式，于是想到了肾移植。

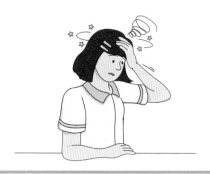

问题 1 **什么是肾移植？**

肾移植，俗称"换肾"，就是将健康人的一个肾脏或者具备良好功能的一个肾脏移植给丧失肾脏功能的患者。人体有两个肾脏，通常一个肾脏就能够维持机体运转，所以当一个人的两个肾脏均丧失功能时，给他移植一个肾脏就够用了。这也是肾移植是大器官移植中开展最早、技术最成熟、移植例数最多的原因之一。

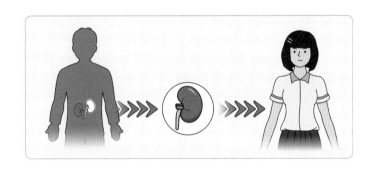

肾移植分为活体肾移植和脑死亡或心死亡供肾肾移植。

（1）**活体肾移植**：活体肾移植就是将健康人的一个肾脏移植给肾脏功能丧失的患者，供肾的人称为供者或供体，患者称为受者或受体。那是不是任何人都可以作为供者呢？当然不是，我们国家于 2024 年 5 月 1 日起实施了《人体器官捐献和移植条例》，供者需要符合伦理学相关规定，必须是配偶、直系血亲或三代以内旁系血亲，所以活体肾移植也称亲属肾移植。活体供肾组织相容性好，活体肾移植手术时间安排相对灵活，术后短期效果好，移植肾功能平稳，通常患者在手术后 7 天左右就可以出院。

（2）脑死亡或心死亡供肾肾移植：接受脑死亡或心死亡患者捐献的肾脏移植称为脑死亡或心死亡供肾肾移植。因为外伤或者疾病等原因，经过积极治疗、抢救无效，发生脑死亡或者心死亡，在生前自愿签署器官捐献意向书或者其亲属同意捐献患者器官的患者，经医生评估，若其器官功能良好，可以成为脑死亡器官供者或心死亡器官供者。供者不得具有传染病、肿瘤。接受捐献肾移植的患者须到移植中心进行登记，加入等待肾移植的排队名单。遗体器官获取后会通过国务院卫生健康部门建立的分配系统统一分配。

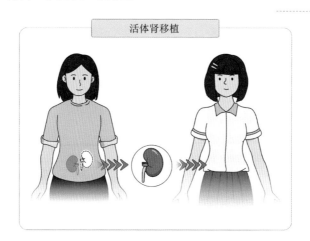

活体肾移植

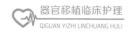

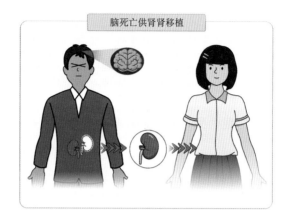
脑死亡供肾肾移植

问题 2 **移植肾的安放部位在哪里**？

移植肾常规安放在髂窝，而不是原来的位置。因为人体的肾脏在后腰部，位置比较深，原位移植是比较困难的。髂窝位置浅，手术难度小，损伤小，不会发生肾下坠，并且便于观察肾脏质地的变化，受者自己在皮肤表面能触摸到移植肾，方便感知其情况。一般右髂窝较浅，手术更容易，但左髂窝也是较佳的选择。

问题 3 **原来的肾需要切除吗**？

除非原肾已经成为病灶（如有肿瘤）、巨大多囊肾或压迫症状明显，否则原肾一般不需要切除。因为原肾切除本身是一个不小的手术，对患者是一次损伤，而且保留原来的肾脏还可以保留肾上腺的功能。

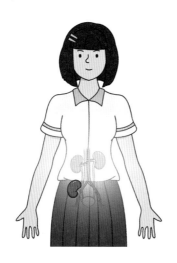

问题4 肾移植的自我决策是什么？

肾移植的过程复杂且后期需长期维护，因此肾移植受者参与自我决策是非常重要的。肾移植受者的治疗决策参与满意度越高，移植后的自我管理水平就越高，生活质量也越高。此外，自我决策满意度水平与受者的年龄、医疗费用支付方式、家属参与程度以及受者对于治疗的知情情况等都有关系。

对于肾功能衰竭晚期的患者而言，是否选择肾移植，需要先了解肾移植的过程。肾移植后需要终身服用免疫抑制剂，还

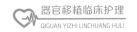

要面临一些不确定的并发症风险，所以肾移植需要与家属商量，共同决策。肾移植是一种治疗方式，不是治愈疾病的手段，受者需要终身随访，并积极进行自我管理（包括服药、饮食、工作、运动、情绪等多个方面），因此，一旦选择了肾移植，就相当于选择了这种生活方式。

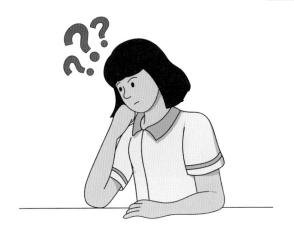

问题 5 **肾移植比血液透析好吗？**

肾移植和血液透析都是肾功能衰竭晚期的替代治疗方式，二者各有优劣，选择哪种治疗方式应该根据患者的实际情况而定。

肾脏是人体重要的排泄器官，负责过滤血液中的杂质和毒素并将其通过尿液经尿道排出体外。同时，肾脏也具有调节内分泌和血压的功能。肾功能衰竭患者的贫血、月经失调、阳痿和高血压等，在肾移植成功后都会得到很好的缓解。如果把肾脏出了严重的问题比作汽车轮胎坏了，那么血液透析就如同反复地、不间断地进行修补，而肾移植就好比给汽车换上了一副新轮胎。与血液透析患者相比，肾移植患者的生活质量更高。据统计，目前我国每年开展上万例肾移植手术，患者术后 1 年存活率为 96% ～ 100%，5 年存活率为 85% ～ 92%。

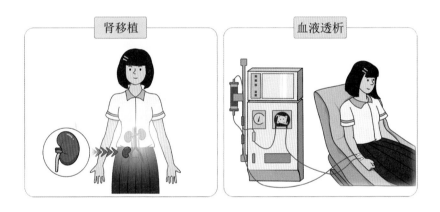

此外，长期血液透析可能会导致患者出现较大的精神压力和心理负担，影响正常的生活、工作和学习；而肾移植可以使患者的肾脏功能完全恢复正常，患者也能像正常人一样生活。从长远来看，肾移植的综合费用低于血液透析。

问题
6
儿童可以进行肾移植吗？

对于幼儿患者，肾移植一般要求患儿体重为 6 ~ 8kg 时再行手术，但由于各患儿的身体状况、肾移植的匹配程度、各地医疗条件等均有所不同，因此必须在移植医生的指导下确定最佳的治疗时机。

对于较大的儿童，如患儿存在营养不良或发育不良等问题，可先用生长因子改善其营养与发育状态后再行手术。值得一提的是，越早进行治疗越有利于改善患儿的身体状况、促进患儿的生长发育。此外，在青春期前开展手术对患儿的生长发育会有较大帮助，12 岁以后的肾移植手术对患儿身高的增长帮助不大。

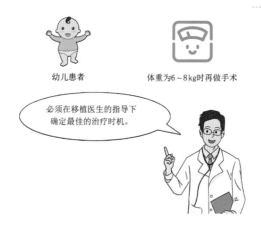

幼儿患者

体重为6~8kg时再做手术

必须在移植医生的指导下
确定最佳的治疗时机。

（刘惠蓉）

第二节　肾移植围手术期的快速康复

经过两年的配型等待，晓铭终于做了肾移植手术。手术后，晓铭身上安置了血浆引流管、尿管、输液管等多种管道，还连接了心电监护仪。他虚弱地躺在病床上，有点高兴，又有点担心，他有许多疑问。

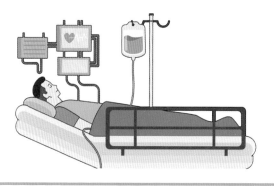

 肾移植手术后多久能吃饭?

研究表明，术后早期进食能保护肠道黏膜屏障和免疫功能，促进代谢合成和身体恢复。通常情况下，全身麻醉手术6个小

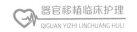
时后，肾移植受者如果没有恶心、呕吐等症状，可以摇高床头后尝试少喝一点水。移植受者如果喝水后没有发生呛咳等不适，在抽完空腹血后可以进少量流质饮食。移植受者如果血糖不高，可以喝些稀饭；如果血糖高，可以喝些清淡的汤。肾移植手术操作不会影响肠道，所以移植受者不用等到排气后再吃东西。但应注意避免过早进食牛奶、大豆、土豆等容易产气的食物；宜少量多餐，减少肠道的负担；饮食的种类要从流质饮食（如稀饭、藕粉、米糊、清汤等）到软食（如蒸蛋、抄手、面条等）逐渐过渡，若没有腹胀、腹痛等不适，可逐渐过渡到普通饮食；手术24小时后可下床活动，以促进肠道蠕动。

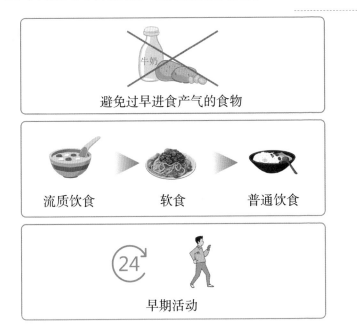

避免过早进食产气的食物

流质饮食　软食　普通饮食

早期活动

肾移植手术后多久开始活动？

生命在于运动，卧床时间过长可能会引起如坠积性肺炎、下肢静脉血栓形成、腹胀、肌蛋白丢失致肌肉萎缩等并发症，还可能会导致患者住院时间延长、费用增加等问题；所以患者术后不仅要活动，还要早点开始活动。

肾移植患者术后 2 小时就应开始活动。应每 2 小时翻身一次，以预防皮肤因受压时间过长出现压力性损伤。应注意，活动安放移植肾的一侧腿时，髋关节屈曲要小于 25°，避免压迫移植肾，另一侧腿可随意活动。

此外，肾移植受者术后还应做踝泵运动，卧床期间每天至少做 100 组踝泵运动，每次 30 组以上，每天 3 次，以预防深静脉血栓形成。肾移植手术时间长，麻醉会导致血液流动缓慢，

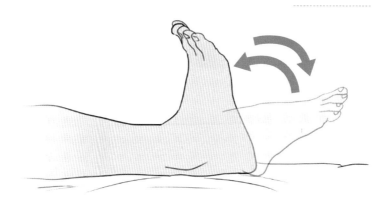

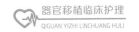

术中吻合血管以及安置深静脉导管会损伤血管内皮，这些都是导致血栓形成的高危因素。血栓脱落可能会引起肺梗死、脑梗死等严重并发症。踝泵运动可以通过踝关节的活动带动小腿肌肉收缩，促进下肢血液回流，预防血栓形成。回病房 24 小时后，肾移植受者应在家属或护工的帮助下下床活动，逐渐增加活动范围和活动时间，例如第一天可以在床旁站立，第二天可以在室内或科室走廊走走，以自己觉得合适、不会特别累为度。

<table>
<tr><td>问题
3</td><td>**肾移植术后可以早点拔除尿管吗**?</td></tr>
</table>

术后早期留置尿管，一方面方便观察患者的小便情况；另一方面可以持续引流出膀胱内的小便，让膀胱一直处于空虚状态，从而有利于移植肾输尿管和膀胱吻合口的愈合，减少出现输尿管瘘的风险。安置尿管时会有一个注水球囊放置在膀胱内，以防止尿管脱出。注水球囊会压迫膀胱三角区，容易诱发膀胱收缩，使肾移植受者经常觉得想解小便；而且球囊所在的位置靠近直肠，所以受者甚至会有想解大便的感觉。这些都是留置尿管的正常现象，不要担心，可以通过转移注意力来缓解不适。

膀胱痉挛是留置尿管的一个常见并发症，肾移植受者常表现为突然下腹部胀痛，有时候会伴随有小便从尿道口流出。一且出现这些情况，应及时告知医护人员，遵医嘱服用缓解膀胱痉挛的药物。拔出尿管后，这种症状就会消失。一般来说，安置尿管的时间为 4 ~ 7 天，时间短了，有发生尿漏的风险；时间长了，有发生感染的风险。医护人员会每日评估移植受者的情况，帮助受者尽早拔除尿管。

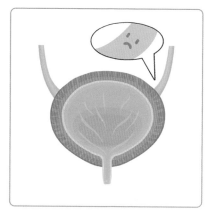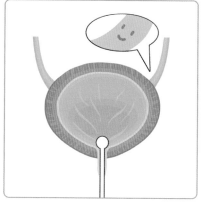

止痛药对身体不好，还会让人上瘾吗？

问题 4

　　疼痛会引起人体一系列身体和心理的改变，让移植受者一直处于应激状态，影响睡眠，还会导致免疫力下降，不利于其术后的恢复。世界卫生组织（WHO）于 2004 年首次启动了"世界镇痛日"，其主题是"免除疼痛是全人类的权利"。

　　止痛药和其他药物一样，都会增加肝肾的负担，但是在医

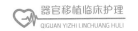

生的指导下合理使用，不会对身体造
成伤害。人们常常把吃了止痛药还是
痛、一停药就浑身不舒服、长期用药剂
量的增加等理解为是对止痛药上瘾了。
其实，药物成瘾性是指药物的精神依赖
性，表现为对该药的强烈渴求感和欣快
感，出现反复的、难以自控的强迫性觅
药行为和用药行为。因疼痛使用止痛药

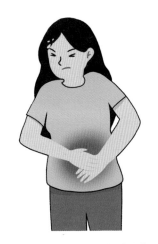

的目的是治疗疾病，而不是追求心理上的快感，所以，疼痛缓
解后就不会再想使用止痛药。就像人饥饿时对食物非常渴望，
一旦吃饱了，饥饿感消失了，就不会想再进食一样；所以，不
要担心使用止痛药会成瘾。持续存在的疼痛比止痛药的毒副作
用对人体产生的不利影响更大。当感到疼痛时，一定要及时告
知医护人员，积极处理。

 问题5 **怎样判断移植肾的功能恢复情况?**

移植肾功能逐渐恢复的表现为肌酐逐渐下降、小便增加、
钾等电解质逐渐恢复正常。如今，许多医院都通过微信公众号
提供了查询功能，肾移植受者可以在手机上查看每次的检查结
果，关注自己肾功能的恢复情况。

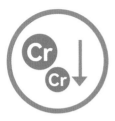
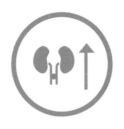
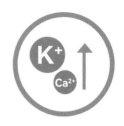

肌酐逐渐下降　　　　　小便增加　　　　　钾等电解质
　　　　　　　　　　　　　　　　　　　　逐渐恢复正常

问题 6　**什么是肾功能延迟恢复？**

　　肾功能延迟恢复的发生多见于肾移植术后 1 周内，肾移植受者常表现为少尿或无尿并持续 2 天以上，术后 24 ~ 48 小时血肌酐浓度降幅小于 30%，此类患者至少需要透析 1 次。对于发生了肾功能延迟恢复的受者，医生会为其安排床旁透析或者受者病情稳定后去透析室透析，减轻还在"沉睡"的移植肾的负担，让它得到充分休息，等它"睡醒"了，开始"工作"了，再慢慢减少透析的频率，直到完全停止透析。此外，良好的心态有利于肾功能的恢复。如果移植受者异常焦虑、不配合治疗，不仅肾功能恢复的时间会很长，还可能会因为住院时间延长增加感染的概率；所以，一旦发生了肾功能延迟恢复，应尽量调整心态、配合治疗。

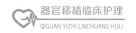

肾移植后服药有什么要求？

遵医嘱终身服用免疫抑制剂，是每一位肾移植受者的必修课，决定着移植肾功能的恢复和使用时限。服用免疫抑制剂的目的是预防排斥反应的发生。免疫抑制剂是一把"双刃剑"，摄入过多会使血药浓度过高，过度抑制免疫功能，容易导致受者发生感染；摄入过少会使血药浓度过低，起不到抑制免疫的作用，容易导致受者发生排斥反应。不按时、按量服用免疫抑制剂可能会导致血药浓度过高或过低，从而会增加感染或排斥反应的发生概率；因此，术后应当遵医嘱按时、按量服用免疫抑制剂。

注意，他克莫司和麦考酚钠肠溶片应空腹服用，为了方便记忆，建议服用免疫抑制剂都间隔 12 小时，在餐前 1 小时或者餐后 2 小时服用。鉴于人体激素分泌有节律性以及激素会损伤胃黏膜等特点，口服激素的时间应固定在早饭后半小时。此外，不建议吃柠檬、柚子等可能会影响血药浓度的水果。

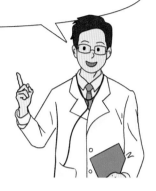

空腹服用部分免疫抑制剂，餐后服用激素，忌食柠檬、柚子。

（杨权）

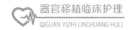

第三节 肾移植术后的常见并发症

一、肾移植术后腹泻

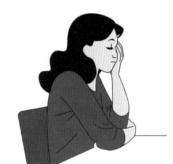

案例 ✎

张二姐在肾移植术后一直遵医嘱按时复查，生活中也特别注意饮食。最近一次复查时，医生根据情况调整了麦考酚钠肠溶片的服用剂量，2天后张二姐就发生了腹泻，每天排3~4次稀便，但不是水样的，测量体温显示未发烧。张二姐不知道这种情况是否正常，急忙去看医生。

问题1 **肾移植患者术后的腹泻是什么原因引起的?**

一般成人每日排便1~3次，粪便含水量为60%~80%。正常成人每天排便量一般为100~300g。每日排便超过3次，

或排出的粪便稀薄（含水量＞80%），伴有黏液或黏液中有脓血，临床上将其诊断为腹泻。肾移植术后腹泻的发生率为13%~53%，移植受者发生腹泻的因素有很多，常见的因素包括以下几种。

（1）感染：由细菌、病毒、寄生虫和真菌等病原体引起的腹泻属于感染性腹泻，包括艰难梭菌感染、诺如病毒感染、巨细胞病毒胃肠道感染，以及溶组织内阿米巴、隐孢子虫、血吸虫以及鞭虫等寄生虫引起的感染等导致的腹泻。想知道腹泻是否由感染性因素导致，需要采集大便标本，进行大便常规和大便培养等检查。

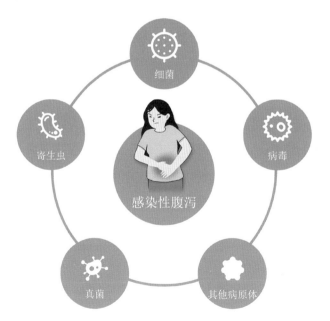

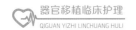
（2）**药物不良反应**：药物不良反应也是引起肾移植受者术后腹泻的常见原因之一。有的患者在做完移植手术后要进行一段时间抗生素治疗或者因感染而在一定时间内应用广谱抗生素，当发生某种特殊病原体感染时，还需要加用特定或更高级别的抗生素，抗生素的使用会导致肠道菌群失调，从而导致腹泻。此外，抗心律失常的药物、降糖药、通便药等药物也会引起腹泻，需要根据所用药物来判断腹泻的原因。

（3）**肠道菌群失调**：肠道菌群失调也是导致肾移植受者出现腹泻的原因之一。有研究表明，肾移植受者的肠道菌群丰富度、菌群结构以及多样性与健康人群存在差异，而这种差异往往与肾移植受者术后的感染、排斥反应、腹泻等多种并发症密切相关。肠道内环境紊乱导致可引起参与肠道代谢的共生菌减少，是引起肾移植受者术后早期腹泻的主要原因之一。还有研究显示，53% 的肾移植术后腹泻患者存在肠道菌群失调问题，这也是肾移植受者术后发生慢性腹泻的主要原因之一。

（4）**饮食不当**：食物摄入不当也是引起腹泻的常见原因之一，肾移植受者在日常生活中应注意避免饮食不当导致的腹泻。应做到：①不食用生食、冷食或半熟食物，如生鱼片、凉拌菜、冷饮等，减少对胃肠道的刺激。②将水果去皮后食用。③保持餐具清洁。④避免摄入富含咖啡因、酒精或刺激性物质的食物，如火锅、白酒等。⑤避免进食不卫生的食物，如路边小吃、保存不当的隔夜饭菜等。

免疫抑制剂会导致腹泻吗？

　　肾移植手术后，受者需要终身服用免疫抑制剂，药物说明书和相关指南均表明所有的免疫抑制剂都可能会导致腹泻，但腹泻情况与免疫抑制剂的使用剂量和个体耐受情况也有关。腹泻也会使免疫抑制剂的吸收受到影响，使血药浓度降低，还可能会增加排斥反应发生的风险。目前常采用两种类别免疫抑制剂联合激素的方案，如"他克莫司＋吗替麦考酚酯＋糖皮质激素"，其中吗替麦考酚酯导致的腹泻发生率高达 79.2%。

 肾移植受者发生了腹泻该怎么办？

　　肾移植受者一旦出现腹泻，应及时就医，因为肾移植受者发生严重胃肠道症状的病因复杂，需通过诊断明确病因。治疗前需要完善流行病学资料，血常规、肝功能、肾功能、大便常规、培养及涂片等检查，以明确病原体。可采用个性化营养方案进行对症治疗，如补液改善水、电解质及酸碱平衡紊乱，使用止泻药物等。在明确病原体和药敏试验结果后，采用针对性药物治疗病毒、细菌或寄生虫等相关感染，并联用益生菌制剂。通过科学的治疗和护理，大部分移植受者的腹泻可以得到有效

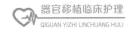
控制。

对于非免疫抑制剂药物导致的腹泻，应先评估药物对腹泻的影响程度，适当停用或更换对胃肠道影响较小的药物。如抗生素相关性腹泻患者应停用或更换抗生素。对于免疫抑制剂药物相关性腹泻，移植受者不得自行对免疫抑制剂减量、停用或更换药物，应在医生的指导下调整用药方案，并监测血药浓度。在医生严密监测肾功能和血药浓度的情况下，可通过减量或停用1种或几种免疫抑制剂，如他克莫司、吗替麦考酚酯或者环孢素，改用其他胃肠道反应小的免疫抑制剂，以免加重排斥反应。

腹泻是一种可预防的疾病，通过安全使用饮用水、改进卫生设施等可预防腹泻。此外，消除或降低人群暴露危险、加强健康教育、培养个人卫生习惯、接种疫苗等也可以有效预防腹泻。

（彭玉娇）

二、肾移植术后感染

案例

　　徐大力，50 岁，活体肾移植患者，妻子将自己的肾脏捐献给了他。徐大力在肾移植手术后一切正常，3 个月后就回到了工作岗位。他谨遵医嘱，合理安排生活，定期复查。一年后，徐大力的肌酐值开始慢慢上升，检查发现 BK 病毒阳性，最后通过移植肾脏穿刺活检确诊为 BK 病毒肾病，检查显示徐大力移植肾的功能也受到了严重损害。

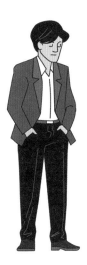

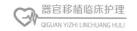

问题 1　肾移植术后感染的常见原因是什么？

要想成功地完成肾移植，让新的肾脏能在受者体内正常、稳定地工作，免疫抑制剂的合理使用是必须的维持治疗措施，但免疫抑制剂的使用在一定程度上会降低人体固有的免疫力。免疫系统作为人体的"守护者"，正常情况下能帮助人体在很大程度上抵抗各种病原微生物的侵害，也能及时清除人体内的异常细胞（如肿瘤细胞等）。免疫抑制剂的使用是一把"双刃剑"，在降低免疫力使得免疫系统不会攻击外来移植器官的同时，也削弱了免疫系统对人体的正常保护作用和机制，这样一来，移植术后患者就可能会面临一个常见的并发症——感染。

总的来说，器官移植术后感染的原因可以总结为三个因素：①原发病的长期慢性消耗，导致免疫功能低下。②抗生素的广泛应用，菌群失调，造成机会性感染。③免疫抑制剂的使用，使人体处于免疫抑制状态，导致免疫力下降。其中，免疫抑制剂的使用是影响最大、持续时间贯穿整个器官移植物存活期的导致感染的高危因素。在器官移植术后不同的时间阶段，导致感染的高危因素、感染的病原体种类、感染的严重程度及治疗的难易程度都会有所不同，但无论在哪种情况下发生感染，及时与移植科医生联系、快速地确诊和判断感染的类型、及时地用药抗感染以及调整免疫抑制剂治疗方案，才是获得满意治疗效果和恢复健康的关键。

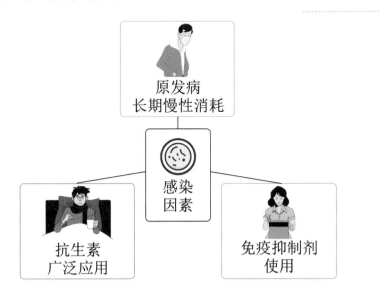

问题 2　什么是机会致病菌感染？

在日常生活中，人体每时每刻都在与各种各样的微生物"打交道"。这些微生物存在于空气中、食物中、周围的人群，甚至我们自己的身体中。没错，我们的身体在正常情况下也会携带巨量的微生物，在免疫系统的作用下，这些微生物与我们和谐共存。有些微生物对人体是有益的，例如肠道中的益生菌。很多肾移植受者手术后一直待在干净卫生的家里，对空气、食

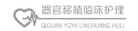

物和接触的人群都做了有效的控制，但还是出现了感染，这是为什么呢？一般来说，微生物对于人体而言可分为无致病性的微生物和有致病性的微生物，后者我们一般称为病原微生物。微生物是否致病并不是绝对的，例如人体内的正常定植微生物，在免疫力正常的情况下，它们可能没有致病性，但是一旦人体的免疫力被削弱或者免疫系统出现紊乱，免疫屏障被打破，共生平衡被破坏，这些微生物就可能变得有致病性，这种情况叫作机会致病菌感染。肾移植术后患者感染的微生物既有可能源于外界，也有可能来源于人体内部。

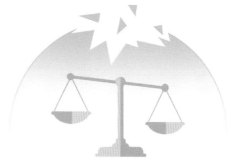

免疫屏障被打破，共生平衡被破坏
导致机会致病菌感染

 问题 3 **常见的病原微生物有哪些？**

对于肾移植术后患者来说，常见的病原微生物有以下三种类别。

（1）**细菌**：细菌是我们日常生活中接触最多的病原微生物，也是器官移植受者术后手术区域感染、呼吸系统感染和泌尿系统感染最常见的病原微生物。细菌的致病菌种也是数量最多的，在围手术期医生会选择合适的广谱抗生素来预防细菌感染，但是如果移植受者还是发生了感染，就应进行体液检查和组织培养等检查，以尽量明确致病的菌种及其耐药情况，然后根据药敏试验结果调整治疗用药。

（2）**真菌**：真菌感染往往有具体的基础致病因素。移植术后真菌感染的常见致病因素包括免疫力低下、预防性或治疗性使用抗生素、手术以后各种导管的携带、血糖异常或糖尿病、女性患者阴道定植真菌的扩散感染、皮肤真菌感染，例如脚气的扩散感染等。肺部真菌病和手术部位的侵袭性真菌病是比较常见的术后真菌感染疾病类型，致病菌包括曲霉菌、毛霉菌、念珠菌、肺孢子菌等。真菌的治疗往往比较复杂，需结合免疫调节、药物使用等手段，严重时需手术清除病灶。抗真菌的药物治疗往往有疗程偏长、费用高、不良反应较大等问题。

（3）**病毒**：病毒是自然界中最小的微生物，器官移植术后导致感染的常见病毒为呼吸道病毒、单纯疱疹病毒、巨细胞病毒、BK 病毒、细小病毒等。不同的病毒会引起不同的疾病，如呼吸道病毒感染可能会导致病毒性肺炎；单纯疱疹病毒感染可能会导致口腔或生殖器黏膜疾病；巨细胞病毒感染可能会引起

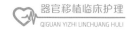

巨细胞病毒病，导致肺炎、移植肾功能障碍、巨细胞病毒肠炎等；BK病毒感染可能会导致移植肾功能障碍；细小病毒感染可能会导致顽固性贫血。病毒的治疗往往也因不同的病毒类型有所区别，如更昔洛韦等药物对单纯疱疹病毒和巨细胞病毒引起的感染有较好的治疗效果；但是类似BK病毒和细小病毒引起的感染没有特效药物，主要靠免疫抑制方案的调整，让机体免疫力在一定程度上恢复以后去对抗和清除病毒。

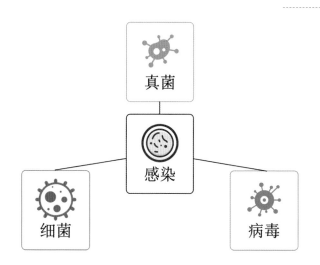

 问题4 **肾移植术后不同阶段的感染有什么区别**？

由于在肾移植术后不同时间阶段，人体有不同的身体特点，所以感染的致病菌种类也会有所区别。

（1）在肾移植术后的第 1 个月，移植受者的身体非常虚弱，并且使用免疫抑制剂的强度和剂量也较大，因此在这段时间内发生感染的概率是最大的。此时，细菌、真菌、病毒的感染概率最高，以呼吸道感染导致的肺炎最为常见。此外，各种术后身体导管的相关性感染也非常容易发生。

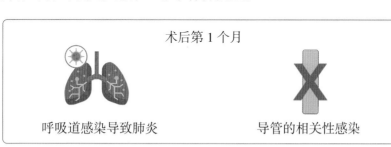

（2）肾移植术后 1 ~ 6 个月，肺孢子虫感染和巨细胞病毒感染最为常见，大多数移植科医生会建议移植受者在身体条件允许的情况下进行 6 ~ 9 个月的预防肺孢子虫感染的治疗和 2 ~ 3 个月的预防巨细胞病毒感染的治疗。

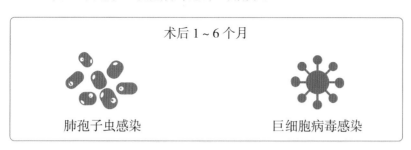

（3）肾移植术后 6 个月及以上，80% 以上的移植受者发生的感染主要以呼吸道病毒感染、肺炎球菌感染、尿路感染等为主。

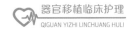
术后 6 个月及以上

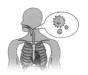

呼吸道病毒感染

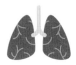

肺炎球菌感染

尿路感染

问题 5　**肾移植术后感染会带来哪些危害?**

由于导致感染的病原微生物种类较多，其带来的危害也会涉及全身多个系统，主要包括以下几个方面。

（1）**肺部感染**：肺部感染导致的肺炎严重时可能会导致呼吸衰竭并使患者出现生命危险。

（2）**手术部位感染（包括伤口感染和手术区域感染）**：感染局限在局部可能会导致伤口愈合缓慢，甚至要进行持续换药、坏死组织清除等治疗。其中最严重的感染为深部真菌感染，这种感染可能会使移植物血管受到侵蚀，从而导致血管的破溃及大出血，严重时可能会使患者出现生命危险，就算得到及时救治，也可能需要通过切除移植物及部分血管等方式彻底清除真菌病灶。

（3）**移植肾感染**：移植肾如果出现结核菌或其他细菌导致

的肾实质或肾盂内感染，可能会形成脓肿、坏死，严重时会影响移植肾功能甚至需要进行移植肾切除；巨细胞病毒、BK 病毒的感染对移植肾的损伤主要表现在对其功能的影响，可导致移植物功能障碍甚至使其丧失功能。

（4）泌尿系统的感染：由于泌尿系统本身与身体外界相通，且新植入的肾脏由于解剖位置和结构与正常生理情况不同，抵抗尿路逆行感染的能力要差于正常人，所以泌尿系统感染是肾移植受者术后最容易反复发生的感染。

问题 6 如何预防和治疗肾移植术后感染？

通常情况下，医生术后都会给予肾移植受者一段时间的预防性抗感染治疗，如使用抗细菌、抗真菌、抗病毒等药物，药物的选择和使用剂量也会根据每位移植受者的基础情况、移植肾功能恢复情况、感染指标的监测情况等进行及时调整。在任何时间点，一旦发生感染并出现了临床症状，医生会结合临床症状和相关检查手段，快速地推测和判定感染的部位、可能的致病菌及其种类，并进行针对性的抢先治疗。如果找到了明确的临床证据，确定了病原体，医生则会进行针对性的用药治疗。

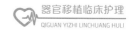
1. 呼吸道病毒感染的治疗

呼吸道病毒包括流感病毒、呼吸道合胞病毒和新型冠状病毒，可导致肾移植受者的严重感染，但通常是自限性的。肾移植术后患者在出现发热、咳嗽、咽痛等呼吸道感染症状以后首先需要进行病原体的相关检测及鉴定，尽量明确感染类型，例如鉴别普通感冒、流行性感冒（流感）、新型冠状病毒感染等。如果是普通感冒，可按照感冒常规进行对症治疗并且观察症状的好转情况；如果确定是流感或者是新型冠状病毒感染则需要针对性的药物治疗。建议所有移植受者及其密切接触者接种流感疫苗。推荐使用神经氨酸酶抑制剂类的抗病毒疗法治疗肾移植受者的流感。

2. 单纯疱疹病毒感染的治疗

更昔洛韦等药物往往能在单纯疱疹病毒感染的治疗方面取得满意的效果，但是单纯疱疹病毒导致神经损害从而引起的持续性剧烈疼痛等症状往往会持续数周甚至数月，需要较长的时间进行营养神经和止痛等治疗。

3. 巨细胞病毒感染的治疗

巨细胞病毒感染是器官移植术后早期常见的并发症，免疫力正常的普通人群，感染巨细胞病毒后一般不会出现症状。器官移植受者确诊患巨细胞病毒感染后的治疗主要分为以下几个方面。

（1）**对症治疗**：巨细胞病毒感染可发生于多个系统。对于巨细胞病毒肺炎患者，应予以呼吸支持治疗；对于巨细胞病毒肠炎导致腹泻的患者，应予以止泻治疗。总之，应尽快地缓解致病的症状，避免系统症状恶化引起更严重的系统性损害。

（2）**免疫调节治疗**：由于巨细胞病毒致病的最主要的原因就是人体免疫力在免疫抑制剂的作用下变得低下，所以要调整免疫抑制方案和抑制强度，在保证不会发生排斥反应的同时尽量让免疫力有所恢复，使得人体能最大限度地抵抗病毒的伤害。免疫抑制方案的调整需要由有经验的移植科医生进行，患者切忌自行调整和停用免疫抑制剂。

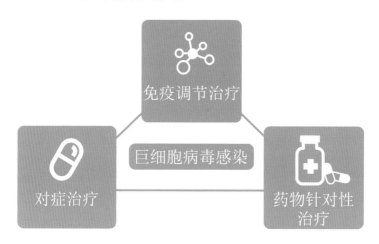

（3）**药物针对性治疗**：巨细胞病毒感染一旦确诊，要及时地给予患者针对性的药物治疗。一线药物为更昔洛韦，应静脉使用一周以上，待感染控制后改为口服缬更昔洛韦序贯治疗

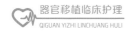

2~3个月，在整个治疗期间内要根据患者的肝、肾功能以及血细胞检查数量调整药物的剂量。

4. BK 病毒感染的治疗

发生 BK 病毒感染时，如果患者只是尿液检查结果呈阳性，未出现肾功能受损，可适量减少其免疫抑制剂的用量并观察监测。一旦出现了血液检测病毒阳性或者根据肾功能情况和病理穿刺结果确诊为 BK 病毒肾病，则需要更换免疫抑制剂的药物种类，如将他克莫司换成环孢素，吗替麦考酚酯更换为硫唑嘌呤或咪唑立宾等。通常情况下，药物更换后都能取得肾功能稳定、病毒载量降低的效果，但要高度警惕在治疗过程中出现因免疫抑制不足导致的排斥反应。

5. 细小病毒感染的治疗

细小病毒感染导致的顽固性贫血，首先需对症治疗，尽快通过输血和促红素、铁剂等治疗纠正贫血状态。在针对性治疗方面，与 BK 病毒类似，也要进行免疫抑制剂的调整或更换。丙种球蛋白的足疗程使用往往也能取得不错的治疗效果，但是费用较为昂贵。

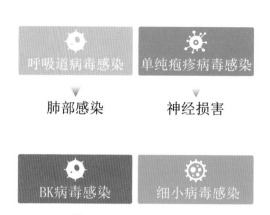

呼吸道病毒感染 → 肺部感染

单纯疱疹病毒感染 → 神经损害

BK病毒感染 → 肾功能受损

细小病毒感染 → 顽固性贫血

（钟山）

三、肾移植术后贫血

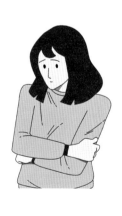

案例 ✎

晓芯，32岁，肾移植术后8个月，术后肌酐正常，定期复查。最近晓芯发现自己脸色没有之前红润了，总是犯困，因此前来医院复查，检查结果显示她的肌酐轻度升高，血红蛋白有所降低。晓芯诧异了起来："血液透析的时候我出现过贫血，我知道肾性

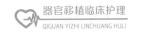
贫血很多肾病患者都有，我也打了促红细胞生成素，但是肾移植手术恢复了我的肾功能，贫血也随之消失了，怎么现在又出现贫血了呢？"

肾移植术后贫血是什么原因引起的？

虽然肾移植术后，随着移植肾功能的改善，内源性促红细胞生成素（EPO）的分泌会逐渐增加，但实际上由于多种原因〔如急性排斥反应会导致EPO水平急剧下降，肾移植后体内急、慢性感染及免疫抑制剂等均可引起EPO抵抗，移植后使用的多种免疫抑制剂（如吗替麦考酚酯、硫唑嘌呤等）均存在骨髓抑制作用等〕的存在，贫血仍然是肾移植术后的常见并发症之一。根据贫血发生时间的不同可将肾移植术后贫血分为移植后早期贫血（移植术后6个月内）和移植后晚期贫血（移植术后6个月后）两种。

（1）**移植后早期贫血**：发病率约50%，主要原因有外科并发症（如围手术期失血、尿瘘、手术伤口不愈合等）、术后频繁抽血化验、急性排斥反应、感染、移植前血红蛋白水平低下、大剂量免疫抑制剂的骨髓抑制作用以及移植肾功能延迟恢复等。此外，缺血再灌注导致炎症性细胞因子的大量释放也可抑制 EPO 的活性，从而加重贫血。

（2）**移植后晚期贫血**：发病率为 25% ~ 35%，肾移植后晚期贫血的病因相对复杂，移植肾功能减退是最主要的因素，其可导致 EPO 生成不足或活性降低。免疫抑制剂（如硫唑嘌呤及吗替麦考酚酯等）有直接的抗增殖作用，影响骨髓造血干细胞。一些抗生素或抗病毒药物（如西罗莫司等）也可引起肾移植后晚期贫血，临床发现西罗莫司对红细胞生成的作用与药物剂量以及浓度相关。除此之外，缺铁、感染（如细小病毒 B19 感染、巨细胞病毒感染等）等也是引起肾移植受者晚期贫血的重要原因之一。

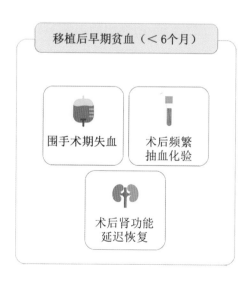

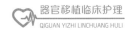

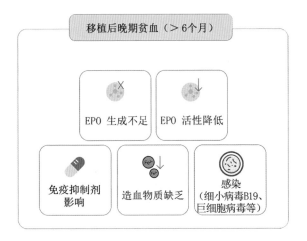

问题 2 **肾移植术后哪些药物可能会引起贫血？**

对移植术后贫血有影响的药物有吗替麦考酚酯、硫唑嘌呤、西罗莫司（SRL）以及降压药物中的血管紧张素转化酶抑制药（ACEI）、血管紧张素Ⅱ受体拮抗药（ARB）等，医生会根据患者的病情选择相应的药物。药物是肾移植术后贫血发生的常见危险因素，但吗替麦考酚酯和硫唑嘌呤是目前常用的抗排异一线用药，可极大地延长患者以及移植肾的存活时间。ACEI 和 ARB 对于伴有蛋白尿的高血压患者治疗效果明显，且贫血发生的概率相对较少；因此，除非引起肾移植术后患者严重贫血，否则不应因过于担心这类药物引发贫血这一不良反应而拒用，应根据移植受者的具体病情选择用药。

问题 3 如何判断是否纠正了肾移植术后贫血？

肾移植手术后，血红蛋白的值为 125 ～ 130 g/L，表示贫血得到了纠正。根据检查结果，可以考虑使用铁剂，肾移植术后贫血患者使用静脉铁剂能升高血红蛋白水平及延缓肾功能进展，移植早期贫血者不建议使用红细胞生成刺激剂进行治疗。一般情况下，不建议肾移植受者进行输血治疗。此外，应关注药物诱发的肾移植术后贫血，并依据患者病情合理选择药物。

（狄文佳）

四、肾移植术后高血压

案例

骁勤，38 岁，肾移植术后 1 个月。术后早期，骁勤的肌酐很快恢复了正常，他遵医嘱按时复查。最近，骁勤经常感到头晕，想起做血液透析之前肌酐或血压过高的时候也有头晕症状，于是赶紧到医院进行检查，结果显示他的肌酐正常，但血压偏高。骁勤心想："尿毒症血液透析前血压高，医生说

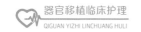

是水多了，体内负荷重，后面随着规律透析，慢慢地血压就会恢复正常，心脏功能也会好转。现在做了肾移植手术，怎么血压又高起来了呢？"

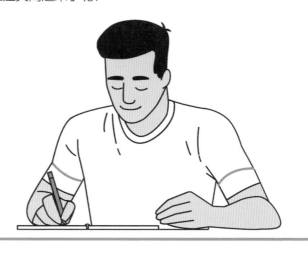

问题1 **肾移植术后出现高血压的原因？**

（1）**受者因素**：许多接受器官移植的患者，如终末期肾病患者，术前即长期存在高血压。此外，普通人群中与动脉粥样硬化或高血压发病密切相关的危险因素，如男性、吸烟、心血管疾病

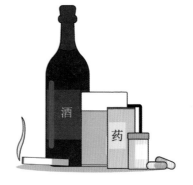

等均与肾移植术后高血压的发病有关。

（2）**供者因素：**除年龄和家族史、供者肾体积过小、供者合并高血压、遗传因素等常见的因素外，移植器官类型、手术应激、移植器官功能、免疫抑制剂的使用以及与移植相关的特殊因素也可导致肾移植术后患者出现高血压。

问题 2　肾移植术后怎样监测和预防高血压？

（1）**监测：**家庭自我血压监测，正常情况下，肾移植受者的血压应 < 130/80 mmHg，老年受者 < 140/90 mmHg，年轻、并发症少、肾功能好的患者其血压不应低于 110/70 mmHg。

（2）**预防：**①改变生活方式。主要包括减少钠盐摄入、增加钾盐摄入、控制体质量、戒烟、不过量饮酒、适量体育运动、减轻精神压力、保持心理平衡等措施。②调整免疫抑制剂方案。常见的方案包括肾移植术后早期低剂量使用钙调蛋白抑制剂（CNI）（如他克莫司和环孢素）的方案、取代 CNI 的方案以及无激素或低剂量激素的方案等。

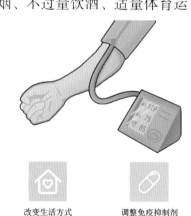

改变生活方式　　调整免疫抑制剂

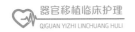

问题 3 **肾移植术后高血压患者应如何进行饮食管理？**

肾移植术后高血压患者应减少饱和脂肪酸和胆固醇摄入，以膳食纤维为主，选择可降低低密度脂蛋白（LDL-C）的食物，如植物甾醇、可溶性纤维。同时应注意减少钠盐摄入，增加钾盐摄入。高血压患者的饮食管理等改变生活方式的内容、目标和效果见表 3-1。

表 3-1 改变生活方式的内容、目标和效果

内容	目标	血压预期下降值
减少钠盐摄入	每日钠盐摄入量逐步降至 <6g/d，肾功能正常者可适当补充钾盐	2 ~ 8 mmHg
体育运动	中等强度，每周 3 ~ 5 次，每次 30 分钟	4 ~ 9 mmHg
合理膳食	营养均衡	8 ~ 14 mmHg
控制体质量	BMI < 24 kg/m²，腰围小于 90 cm（男性）、小于 85 cm（女性）	5 ~ 20 mmHg
戒烟	戒烟，避免被动吸烟	—
限制饮酒	每日饮酒量为白酒 < 50 ml 或葡萄酒 < 100 ml 或啤酒 < 300 ml，建议戒酒	2 ~ 4 mmHg

问题 4 怎样治疗肾移植术后高血压？

肾移植术后高血压患者的临床用药应该坚持个体化原则，结合实际病情和高血压的发病因素，并根据药物的有效性、耐受性、药物代谢和相互作用特点制订方案。因为肾移植受者术后高血压的致病机制多样，所以控制血压常常需要联合使用多种药物。钙通道阻滞剂（calcium channel blocker，CCB）、利尿药（髓袢与噻嗪类利尿药）、β受体拮抗药、外周α受体拮抗药、中枢α受体拮抗药、ACEI、ARB等常用药物，均可用于肾移植受者。

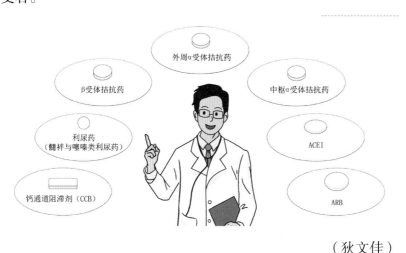

（狄文佳）

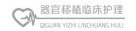
五、肾移植术后糖尿病

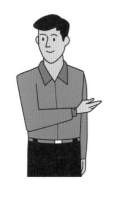

张翔，40 岁，是家里的顶梁柱，在移植门诊登记排队等待 5 年后，终于等到了肾源，术后 3 个月了，定期复查，遵医嘱服药，身体状况一直良好。一天，张翔来门诊复查，被诊断为肾移植术后糖尿病，他感到十分诧异：什么是肾移植术后糖尿病？肾移植术后糖尿病又有什么危害呢？

 问题 1 **肾移植术后糖尿病是什么**？

移植后糖尿病（post-transportation diabetes mellitus，PTDM）是指器官移植后稳定状态下，发现血糖升高达到糖尿病诊断标准，包括移植前未被诊断的糖尿病，是器官移植后常见并发症之一。但要注意，器官移植后血糖暂时升高的情况，也就是一过性移植后高血糖，不属于 PTDM。器官移植后早期的一过性高血糖状态就像是移植后的一个"小插曲"，表现为在移植后没多久即出现血糖暂时升高，原因可能是手术后的身体反应或者糖皮质激素的大量应用。为了避免这个"小插曲"的干扰，医生通常会选择在移植后 6 周，即在免疫抑制方案维持期间，病情稳定、移植肾功能稳定，而且没有急性感染的情况下，再来诊断患者是否患了肾移植术后糖尿病。

移植后新发糖尿病（new-onset diabetes mellitus after transplantation，NODAT）是指器官移植术前无糖尿病、术后发生的糖尿病，但由于各器官移植中心在术前糖尿病筛查方面未达成统一标准，可能存在漏诊情况，故无法确定部分患者的糖尿病是否为术后"新发"。

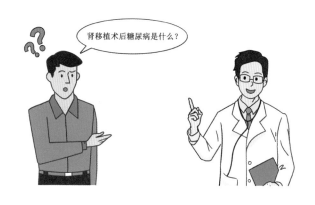

 问题 2　肾移植术后糖尿病有什么危害？

肾移植术后糖尿病不仅会让患者的生活质量直线下降，还

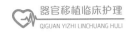

可能给移植肾带来许多问题。肾移植术后糖尿病不仅会引起心血管疾病，让患者因为心血管疾病去世的风险瞬间飙升，还容易导致感染以及眼科和神经系统并发症，严重影响患者的生活。不过只要及时采取科学有效的治疗方法，就能轻松降低风险，让患者重新拥有健康、快乐的生活。

 肾移植术后糖尿病该如何治疗？

1. 非药物治疗

在启动药物治疗之前，建议所有患有肾移植术后糖尿病的受者优先考虑采取积极改变生活方式的非药物治疗方式，特别是调整饮食、减轻体重和增加体育锻炼。这一建议与 2 型糖尿病的初始治疗策略相契合，同样强调体重管理、膳食调整以及生活方式的全面优化。研究表明，这些措施有助于更好地控制病情、延缓疾病进展以及提升患者的生活质量。建议患有肾移植术后糖尿病的受者在专业医护人员的指导下，积极改变生活方式，养成良好生活习惯，享受健康的美好生活。

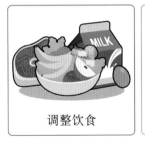
调整饮食

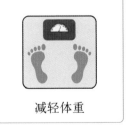
减轻体重

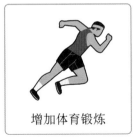
增加体育锻炼

2. 药物治疗

（1）口服药物治疗：肾移植术后糖尿病的治疗药物通常会优先考虑使用磺酰脲类、格列奈类或二肽基肽酶 –4（DPP–4）抑制剂。然而，目前关于这些药物在肾移植术后糖尿病患者治疗中的安全性和有效性的证据较少。二甲双胍通常不被用于此类患者的治疗，因为其有可能在患者肾功能受损的情况下引发乳酸酸中毒，尽管这种情况罕见。噻唑烷二酮类和钠 – 葡萄糖协同转运子 –2（SGLT–2）抑制剂在肾移植受者中的应用尚处于探索阶段。口服药物具体的推荐见表 3–2。

表 3–2　肾移植术后糖尿病口服药物推荐

种类	可用	不明确
磺酰脲类	格列吡嗪和格列美脲	—
格列奈类	瑞格列奈、那格列奈	—
DPP–4 抑制剂	瑞格列奈	—
双胍类	—	二甲双胍
噻唑烷二酮类	—	罗格列酮
SGLT–2 抑制剂	—	达格列净、卡格列净、恩格列净

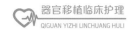

（2）胰岛素治疗：许多肾移植术后糖尿病患者都需要接受胰岛素治疗，尤其是血糖超过 11.1 mmol/L 的患者。口服药物未见效或引起无法接受的不良反应，或糖化血红蛋白（glycosylated hemoglobin，HbA1c）水平持续大于 7% 时，就应启用胰岛素治疗。移植术后糖皮质激素（免疫移植三联药物之一）的应用会改变患者的血糖昼夜变化。即使是晨间给予小剂量糖皮质激素（5 mg/d），患者的血糖峰值一般也会在下午晚些时候或晚上早些时候出现，且通常远高于空腹血糖水平；所以，肾移植术后糖尿病患者要时刻关注自己的血糖变化，配合医生制订最适合自己的治疗方案。

问题 4 **肾移植术后的高血糖如何管理**？

出现持续高血糖或需要打胰岛素的移植受者出院后应及时监测血糖。建议开始时每天查 1 ~ 2 次血糖，时间通常选择早餐前和晚餐前，之后的检查频率根据血糖情况和治疗方法而定。血糖正常的肾移植患者不需要每日监测血糖。

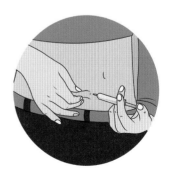

问题 5 肾移植术后糖尿病患者如何调整免疫抑制剂方案？

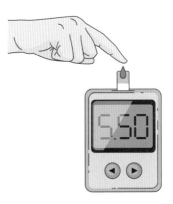

对于肾移植术后的"糖友"们而言，虽然可以通过调整免疫抑制治疗来改善糖耐量，但目前这并不是标准的治疗方案。肾移植术后，应尽快减少糖皮质激素的使用剂量，但别急着完全停药，因为虽然停药可能会降低糖尿病的发病率，但也可能引发需要重启治疗的排斥反应。此外，通常不建议轻易将他克莫司换成环孢素，除非它引起了其他不良反应。因为即使不停用他克莫司，它的糖耐量影响也有可能好转。总之，调整免疫抑制治疗方案是个好事，但应谨慎考虑。

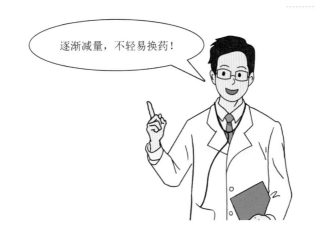

逐渐减量，不轻易换药！

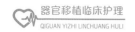
六、肾移植术后骨质疏松

> 海权，50 岁。肾移植术后经历了 1 次急性排斥反应，所幸，经过及时的激素冲击，他的移植肾功能得到了恢复。然而，术后一个月的某天，在回家的路上，他不小心摔了一跤，突然感觉右侧髋部剧烈疼痛，无法站立。就医后，医生根据检查结果判定海权发生了"股骨头骨折"。海权对此很是不解。

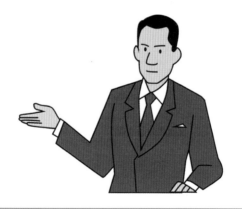

问题 1　肾移植术后为什么会发生骨质疏松？

慢性肾病患者有时候因为维生素 D 的缺乏或继发性甲状旁腺功能亢进的发生，其骨头会变得像饼干一样脆；原发性胆汁性胆管炎患者的骨头也可能变得像破旧不堪的篱笆墙一样松散；对于因为其他原因导致肝硬化的患者而言，过度饮酒、维生素 D 缺乏、性腺功能减退以及使用糖皮质激素等都是可能让其骨头脆性增加的危险因素；慢性肺病患者使用糖皮质激素进行治疗时，其骨头里的钙质可能会悄悄地溜走。建议肾移植患者在移植前就和医生一起排除这些危险因素，为移植手术做好准备。

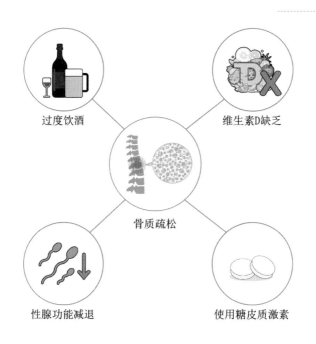

 肾移植手术会加重骨质疏松吗？

　　肾移植术后的初期，患者的骨骼就像是坐上了一趟骨质疏松"过山车"。开始的时候，患者骨骼疏松得特别快，骨折的风险相对较高，随着时间的推移，这个"过山车"的速度会逐渐降下来，最后稳稳地停在安全区域。移植后的 6 个月到 2 年，肾移植患者骨骼的疏松程度会逐渐降低，骨折的风险也会慢慢降低。因为医生会根据患者的恢复情况调整药物用量，同时原来影响骨骼健康的疾病等危险因素也会得到有效治疗，因此，肾移植术后的患者在这段特殊的时期里，一定要注意预防意外跌倒，保护好自己的骨骼。

问题 3 如何预防肾移植术后的骨质疏松？

一般来说，双膦酸盐是肾移植患者术后预防骨质疏松的首选药物，它比骨化三醇更能有效预防移植带来的骨丢失问题，但它是否对胎儿有影响尚不确定。对于无法使用双膦酸盐的移植患者，骨化三醇也是个不错的选择。性腺功能减退的女性患者还可以加上雌二醇或黄体酮一起治疗。注意，服用骨化三醇期间应定期检查血钙和尿钙的水平，服用双膦酸盐期间无须进行此类检测。

七、肾移植术后蛋白尿

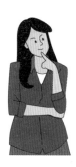

晓月，32岁。十年前因"慢性肾小球肾炎"致肾功能衰竭，随即进行了活体肾移植。术后十年里，晓月的肌酐水平一直很正常，但最近一次复查发现，其24小时的尿蛋白含量已经有200mg了，医生诊断她出现了肾移植术后蛋白尿。晓月非常疑惑，究竟是什么原因导致自己出现了肾移植术后的蛋白尿呢？

问题 1　肾移植术后蛋白尿的原因有哪些？

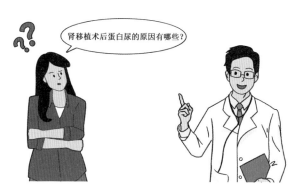

蛋白尿是肾脏损伤的标志之一，导致蛋白尿的因素很多。

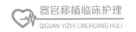

例如，供者可能存在潜在的肾病等问题，或者移植手术导致了缺血再灌注损伤（尸体肾移植比活体肾移植造成的损伤更明显），或者患者旧病复发（案例中的晓月就有可能是肾小球肾炎的复发导致出现了蛋白尿），还有可能是急性排斥反应、药物肾毒性以及 BK 病毒相关肾病等引起的。肾移植术后蛋白尿的病因较多且鉴别困难，必要时需要进行穿刺活检。

问题 2　如何治疗肾移植术后蛋白尿?

肾移植术后蛋白尿的治疗包括对症治疗和病因治疗两个方面。ACEI 和 ARB 是首选的治疗药物，可以减轻肾小球压力和降低肾小球的滤过率，让发生改变的肾小球滤过屏障得到恢复，还可以减轻炎症反应，降低肾脏肥大速度，减轻纤维化程度。免疫抑制剂的调整也有助于控制蛋白尿的发展，特别是西罗莫司（mTOR 抑制剂）相关的蛋白尿，在停用 mTOR 抑制剂后蛋白尿会发生可逆性改变。病因治疗十分依赖临床判断和移植肾穿刺活检。

（侯一夫）

第四章

肝移植

肝脏是人体最大、最重要的代谢器官，几乎所有营养物质的代谢都需要肝脏的参与。肝移植是挽救终末期肝病患者生命的一种重要手段，是急性肝衰竭患者的首选替代治疗方法，也是早期肝癌较为彻底的治疗方法之一。近年来，我国肝移植开展例数逐渐增多，已居世界前列。肝移植手术对患者的影响较大，患者在肝移植围术期可能会面临肺部感染、伤口愈合不良、胃肠功能紊乱以及多种外科并发症的风险。肝脏作为人体免疫"特惠"器官，其术后发生排斥反应的风险小于肾移植、肺移植、心脏移植，但肝移植患者仍然需要长期服用免疫抑制剂。本章主要介绍肝移植手术的分类、肝移植术后早期的管理问题、肝移植围手术期的快速康复以及肝移植术后中远期并发症的应对策略。

第一节　了解肝移植

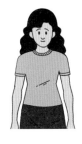

小敏，36 岁，患自身免疫性肝病 20 余年，因肝功能严重衰竭反复住院。2023 年 5 月再次住院，急需肝移植治疗。小敏的家属完全不了解肝移植手术。

问题 1 什么是肝移植？

肝移植（liver transplantation），就是老百姓经常说的"换肝"。"换肝"通俗地讲就是通过手术的方式将一个健康的肝脏从一个人（供者）身上移到另一个患有肝病的人（受者）身上，替换掉"生病"的肝脏，使晚期肝病患者的肝功得到良好的恢复。肝移植手术是治疗终末期肝病最有效的手段，被称为"外科手术皇冠上的明珠"。

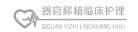
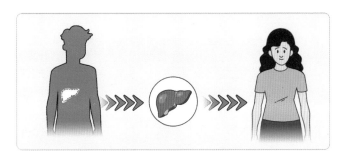

目前，我国每年完成肝移植手术约 6 000 例，手术量位居世界第二，仅次于美国。肝移植手术的技术比较成熟，一些大型的移植中心开展的肝移植的成功率可达 95%。

一般肝移植手术的患者术后 2 ~ 3 周就可以出院，不过这个时间与患者手术前的状态有关，术前病情越危重，术后恢复所需的时间也就越长。据统计，肝移植患者术后 1 年的生存率接近 90%，3 年生存率接近 80%，5 年生存率接近 70%，良性肝病患者的肝移植生存率比恶性肿瘤肝移植患者的生存率更高，有些肝移植的患者术后生存时间可以超过 20 年。

问题 2 哪些患者可以进行肝移植？

肝移植的适应证为各种终末期肝病患者，包括以下几类。

（1）**慢性实质性肝病患者**：晚期肝硬化是肝功能逐渐衰竭的结果，常见原因为慢性病毒性肝炎、自身免疫性肝炎、酒精性肝硬化等。当患者出现肝功能衰竭、腹水、肝性脑病等并发症时，肝移植是唯一的治疗选择。

（2）**急性肝功能衰竭患者**：急性肝功能衰竭的病情通常会在短时间内迅速发展，导致患者的肝功能急剧下降，常见原因为药物中毒、病毒性肝炎等。对于无法通过药物治疗挽救的急性肝功能衰竭患者而言，肝移植是拯救生命的有效手段。

（3）**胆汁淤积性疾病患者**：如因先天性胆道闭锁行 Kasai 手术无效、肝内广泛胆管囊状扩张症、肝内胆管闭锁症、原发性胆汁性胆管炎、硬化性胆管炎等患者。

（4）**遗传代谢性疾病患者**：如肝豆状核变性或铜蓄积症、家族性淀粉样变多发性神经病、婴儿胆汁淤积症等患者。

（5）**肝脏肿瘤不能手术切除者**：①肝脏良性占位，如多发性肝腺瘤病、巨大肝血管瘤等，若这类良性肿瘤体积较大，切除后剩余肝脏不能维持患者生命，就可进行肝移植。②肝细胞癌、胆管细胞癌等恶性肿瘤或同时合并肝硬化。对于符合条件的肝癌患者，肝移植可以同时治疗肝癌和肝硬化，提高其存活率。"符合条件"是指符合国际"Milan 标准"（"米兰标准"）的原发性肝癌患者（"米兰标准"的具体内容为：单一肿瘤结节直径不超过 5 cm；多结节不超过 3 个，每个结节直径不超过 3 cm；肿瘤无大血管浸润及肝外转移）或符合国内"杭州标准"的肝癌患者（"杭州标准"的具体内容为：肿瘤没有大血管浸

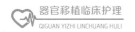

润及肝外转移；所有肿瘤结节直径之和不大于 8 cm；或所有肿瘤结节直径之和大于 8 cm，但是满足术前甲胎蛋白（AFP）水平小于 400 ng/mL，且组织学分级为高、中分化。

 哪些患者不能进行肝移植？

肝移植的禁忌证包括绝对禁忌证和相对禁忌证，有以下禁忌证的肝病患者不能进行或慎重选择肝移植。

（1）**肝移植的绝对禁忌证**：①存在难以控制的全身性感染（包括细菌、真菌、病毒等感染）。②存在难以戒除的酗酒或吸毒者。③人类免疫缺陷病毒（HIV）感染者。④肝外存在难以根治的恶性肿瘤。⑤有难以控制的心理障碍或精神疾病。⑥有严重的除肝以外重要脏器（如心、肺、脑、肾等）器质性病变患者。

（2）**肝移植的相对禁忌证**：①年龄 > 70 岁。②有活动性病毒复制的慢性丙型肝炎（丙肝）患者。③门静脉血栓或栓塞者，但若未累及肠系膜上静脉，发生时间较短，仍然可以考虑肝移植。④进展期肝细胞癌和胆管细胞癌。⑤曾经做过复杂的胆道手术或上腹部复杂手术者。⑥既往有精神病史者。

存在全身感染

酗酒、吸毒

HIV

肝移植绝对禁忌证

肝外恶性肿瘤

严重心理障碍或
精神疾病

心、肺、肾、脑等
重要脏器有器质性病变

年龄>70岁

活动性病毒复制

门静脉血栓

肝移植相对禁忌证

进展期肝细胞癌或
胆管细胞癌

曾经行复杂的
胆道手术

既往有精神病史

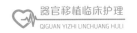

问题 4 肝移植手术前患者要做好哪些方面的准备？

肝移植患者术前应从以下几方面进行准备。

（1）心理准备：术前若发现患者存在心理、精神等方面的问题，家属和医护人员要给予其相应的心理疏导和治疗，取得患者的积极配合。

（2）感染性疾病的筛查及治疗：术前需患者配合医院对感染性疾病进行筛查及治疗，包括对病毒性感染（如肝炎病毒、疱疹病毒、HIV 等感染）的筛查、对细菌性感染（如自发性腹膜炎、结核分枝杆菌感染等）的筛查，以及对真菌感染的筛查。如果存在感染，应先进行抗感染治疗，感染控制后才能进行肝移植。

（3）完善重要脏器功能的检查：术前需要对患者的心脏功能、肺脏功能、肾脏功能等进行评估及检查。

（4）完善凝血功能检查并纠正凝血功能障碍：术前或者手术过程中通常会静脉输入人凝血酶原复合物和纤维蛋白原，以补充凝血因子，减少术中和术后出血的机会。

（5）改善身体的营养状况：患者术前应配合医护人员进行营养风险筛查和评估，有营养风险者需进行营养支持治疗，如静脉输入人血清白蛋白等。

（6）配合常规准备：包括呼吸道、胃肠道、皮肤等的准备及术前药物的应用。呼吸道准备包括深呼吸训练，咳嗽、咳痰训练，增加肺活量训练以及体位训练等。

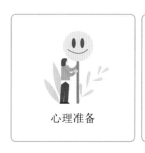

心理准备

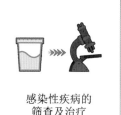

感染性疾病的
筛查及治疗

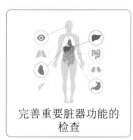

完善重要脏器功能的
检查

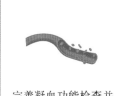

完善凝血功能检查并
纠正凝血功能障碍

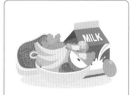

改善身体的营养状况

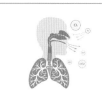
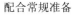

配合常规准备

问题5

肝移植的手术方式有哪些？

肝移植的手术方式包括全肝移植和部分肝移植。目前临床上开展的肝移植术式很多，最常用的术式是经典原位肝移植、背驮式肝移植、减体积式肝移植、劈裂式肝移植、辅助性肝移植、活体供肝移植等。

（1）**经典原位肝移植**：经典原位肝移植是指切除病肝时连同肝后下腔静脉一起切除，供肝植入时依次吻合肝上、肝下下

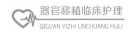
腔静脉及门静脉、肝动脉，开放血供，彻底止血，最后重建胆管。

（2）背驮式肝移植：背驮式肝移植又称保留下腔静脉的原位肝移植，即保留受体肝后下腔静脉，将受体肝静脉与供肝肝上下腔静脉吻合，而对供肝的肝下下腔静脉则给予结扎处理。

（3）减体积式肝移植：减体积式肝移植是以 Couinaud 肝段解剖为基础，根据供、受者身高体重比，取部分肝进行移植，常用于儿童及供、受者体积差别较大的肝移植。常用于移植的肝脏部位为左外叶肝段、左半肝和右半肝。

（4）劈裂式肝移植：劈裂式肝移植是指将一个供肝一分为二，分别移植给两个不同的受者，以缓解供肝短缺的问题。

（5）辅助性肝移植：辅助性肝移植是指在保留部分或整个原肝的情况下，在原位或异位植入供肝的一部分或全部。主要适用于暴发性肝功能衰竭和某些先天性代谢障碍性肝病的治疗。

（6）活体供肝移植：活体供肝移植是一种来自活体供肝的减体积式肝移植，目前成人活体肝移植的案例中以右半肝移植居多。

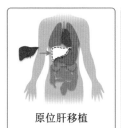
原位肝移植

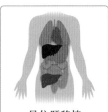
异位肝移植
（又称辅助性肝移植）

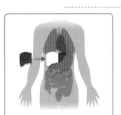
活体部分肝移植

问题 6 **肝移植患者术后如何进行自我管理？**

肝移植手术的成功只是第一步，术后还有很多地方需要患者的密切配合，以确保身体能够顺利康复，并减少排斥反应发生的风险。

（1）**药物治疗**：肝移植术后，患者一定要遵医嘱按时服用免疫抑制剂（如环孢素、他克莫司、激素类药物等），以防止发生排斥反应。他克莫司需要空腹服药，建议在饭前1小时或饭后2小时服用；激素类药物应在饭后半小时服用，以免损伤胃黏膜。切忌自行调整药物剂量或停药，应遵医嘱调整用药，并定期复诊。

（2）**预防感染**：免疫抑制剂会降低患者的免疫功能，使患者更容易发生感染。应减少亲戚朋友的探望，出院后避免到人多的地方，必须去时也要戴好口罩。还应做到保持饮食卫生，不吃隔夜的饭菜，勤换内衣、内裤等。

（3）**定期随访、复查**：术后3个月内需要每周定期到移植门诊进行随访和复查，包括血液检查、超声检查、CT检查、药物的浓度和副作用的监测等，以保证移植的肝脏正常"工作"，及早发现排斥反应并进行及时处理。

（4）**保持健康的生活方式**：术后要保持健康的生活方式，

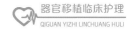
如良好的饮食习惯（食用低脂、新鲜、干净、熟的食物）、适量的运动（运动量以轻微出汗，不感到疲劳为宜）以及戒烟限酒等。

（赵霞）

第二节　肝移植术后早期管理

张兵今年 56 岁，因乙肝肝硬化、门静脉高压伴食管胃底静脉曲张于 2014 年 3 月 12 日行肝移植手术。在经过了 10 小时左右的手术后，张叔叔一觉醒来，发现自己躺在病床上，身上插了许多管道。护士告诉张叔叔他现在需要在监护室治疗、观察一段时间，待病情平稳后即可转回普通病房。一天，张叔叔感觉自己有些恍惚，医生说他发生了谵妄。

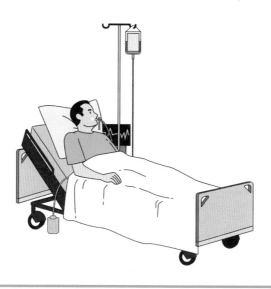

问题 1 肝移植术后患者身上的管道什么时候可以拔除?

（1）**气管导管**：张叔叔口腔里的管子叫作气管导管。气管插管是将气管导管从口腔穿过咽部，置入气管的技术，是在手术中或者手术后早期帮助患者进行通气、维持氧合、保持

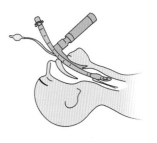

气道通畅的重要手段之一。拔除气管导管前，医护人员会对患者进行气道自洁能力的评估，包括痰液量与性状、咳嗽能力及患者的意识状态等，检查患者的血氧饱和度、血气分析等指标，还会查看患者在"自主呼吸试验"或"压力支持试验"中的表现。简单来说就是将呼吸机开启自主呼吸模式，让患者自行呼吸，只要患者呼吸情况达到要求，就可以拔除气管导管了。

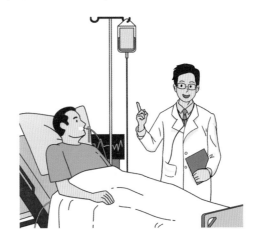

（2）腹腔引流管：由于肝移植手术创面大、血管吻合多，患者术后常伴凝血机制紊乱，易发生溶血和出血，通常需要安置多根腹腔引流管。护士会配合医生确认引流管的位置，并做好标记。术后，医护人员会密切观察患者引流液的性状、颜色及量，经常挤压引流管，保持各引流管通畅。如果持续有鲜红色液体流出，患者出现局部血肿甚至血压下降，则考虑有活动性出血或发生了血管吻合口瘘，必须立即请医生采取紧急措施。患者在翻身或活动时要注意保护引流管，动作应轻柔，避免牵拉引流管。若患者恢复情况好，一般术后 5 ~ 7 天内即可逐步拔除这些引流管。但 T 管一般需要保留 3 ~ 6 个月，以观察患者的胆汁引流情况，了解移植肝脏的功能。T 管引流期间，如果患者出现消瘦、食欲缺乏、大便颜色变浅等都属于正常现象，不必担心。T 管留置期间，患者可以淋浴或擦浴，但禁止盆浴，避免做剧烈运动，以防止 T 管脱出。

问题 2 **谵妄是怎么回事？**

谵妄是一种以注意力、意识和认知急剧变化为特征的严重的神经精神综合征，是器官移植前后患者常见的并发症，其临床表现多变，诱发因素众多，常见的有药物、手术、创伤等。

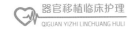

医护人员会采用 ICU 意识模糊评估法（the confusion assessment method for the intensive care unit，CAM-ICU）对患者进行谵妄状态评估。针对谵妄的干预主要分为药物干预与非药物干预。药物干预集中在对神经递质通路的改变，常用的药物为抗精神病药、α₂激动剂等。非药物干预包括物理治疗（如早期活动等）、诱发因素（如疼痛、营养等）的评估及处理、促进睡眠的治疗（如避光、播放舒缓的轻音乐等）以及促进家庭参与（如让家属陪伴患者等）等。医护人员会根据患者情况，采用多种措施对患者进行联合治疗，以预防和控制谵妄发生。

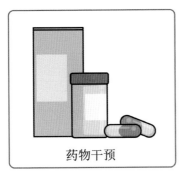

药物干预

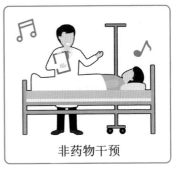

非药物干预

问题 3　**肝移植术后患者的营养是怎么保障的？**

由于肝脏是身体营养和物质代谢中心，其功能损害会引起身体不同程度的能量代谢障碍，因此肝移植患者更容易发生营养不良。肝移植患者术前存在营养不良或肌肉减少症时，应及时补充营养。术后营养康复应以更早、更快地恢复全身蛋白和肌肉功能为目标。术后 12 ～ 24 小时即可开始食用正常食物，只要咳嗽和吞咽反射存在、肠道功能完好，且无消化道出血等禁忌证，医护人员就会指导患者进行肠内营养，如口服或者经胃管、鼻肠管注入营养液。当肠内营养不能满足患者的营养需求时，医护人员会给予肠外营养联合治疗，通过静脉输注营养液，以使患者达到能量和蛋白质的摄入目标。研究表明，使用含特定益生菌的肠内营养配方可降低感染率。出院后，患者也应进行长期随访并定期评估营养状态，还应及时调整饮食和生活方式。

问题 4　**肝移植患者发生了术后疼痛该如何处理**？

　　肝移植手术复杂、时间长、创伤大，术中拉钩的牵拉、术后放置的引流管多、切口大、麻醉药效的影响等因素都可能会导致患者术后发生疼痛。疼痛可激活患者的交感神经从而导致其全身的氧耗增加，导致系统功能恢复的延迟，引起睡眠障碍等，因此要重视肝移植患者术后疼痛的观察和护理。

　　自控式镇痛泵可以通过静脉导管将药物缓慢、持续地输注给患者，在患者体内保持稳定的药物浓度，从而达到镇痛效果。

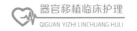

当患者感到疼痛且疼痛持续影响其休息时，患者可以通过自主追加单次剂量的镇痛药物来控制疼痛。没有安置自控式镇痛泵的患者，可遵医嘱临时使用镇痛药物以减轻疼痛。此外，可以联合使用一些非药物镇痛方法（如按摩、音乐疗法、呼吸锻炼等）来减轻疼痛。

（杨琴）

第三节　肝移植围手术期的快速康复

案例

　　肝移植手术后，张兵在监护室经过 3 天的监护，顺利拔除了气管导管、胃管等，病情稳定后转回了普通病房。回到病房后，除了必要的治疗外，护士们还每天关心他吃的什么、吃了多少、肚子有没有不舒服等，还仔细检查他的皮肤，指导他做深呼吸、咳嗽、踝泵运动等，扶他下床活动，他觉得自己整天忙得很，但是心中也有许多疑问。

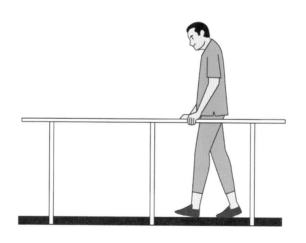

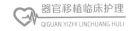

问题1 **如何评估移植肝的功能情况?**

部分肝移植患者手术时会留置T管,通过T管可以观察胆汁引流的情况,如果有菜油样的胆汁引流出来,则表示移植肝脏开始工作了。移植后还要抽血检测移植肝脏的功能,了解其肝脏酶学指标、人血清白蛋白及胆红素水平,检测的频率根据检测结果、并发症等情况个体化制订。此外,也可适当采用超声检查或影像学检查来评估肝功能的恢复情况以及查找延迟恢复的潜在原因。

问题2 **肝移植术后怎样减少早期感染?**

由于肝移植手术复杂、难度系数高、术中大量失血和输血以及术后使用免疫抑制剂等,患者发生移植术后早期感染的概率较高。术后感染是肝移植患者围手术期常见的并发症之一,也是影响肝移植患者预后的重要原因之一。

肝移植术后早期,医护人员应:①对患者实施保护性隔离,限制探视时间和入室人数。②进行病室通风、每日空气消毒,地面及台面用含氯消毒剂擦拭。③严格执行手卫生。④加强管道护理,若患者病情允许,尽早拔除其术后留置的管道,以预防各种导管相关性感染的发生。⑤在患者的治疗过程中，合理使用抗生素，预防各种感染。⑥为患者进行雾化吸入治疗，指导其进行呼吸功能、咳嗽、缩唇呼吸等训练，以改善其肺功能，促进其肺康复，预防肺部感染。

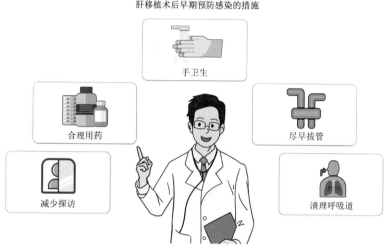

肝移植术后早期预防感染的措施

（1）呼吸功能训练：可以做吹气球训练，即先深吸一口气，然后对着气球口慢慢吹，使气球的直径为 5 ~ 30 cm，也可以借助呼吸训练器锻炼，即将余气呼尽后立即含住呼吸训练器吸气（注意要深咬深吸），吸满后把嘴唇移开，然后缓慢缩唇呼气。

（2）咳嗽训练：先进行缓慢深呼吸，吸气后屏气 3 秒，然后张口，腹肌用力进行 2 ~ 3 声爆破性咳嗽；停止咳嗽，缩唇将余气尽量呼出，再缓慢深吸气，连续做 2 ~ 3 次。

（3）缩唇呼吸训练：闭嘴，用鼻腔缓慢地深吸气，吸气时间 2 ~ 3 秒，屏气 2 秒，经嘴（呈吹口哨样）呼气，同时收缩腹部 4 ~ 6 秒，然后将气体缓慢呼出，再重复呼吸的动作，每次做 10 ~ 15 分钟，每天做 3 次。

吸气时间：123　　　　　　　呼气时间：123456

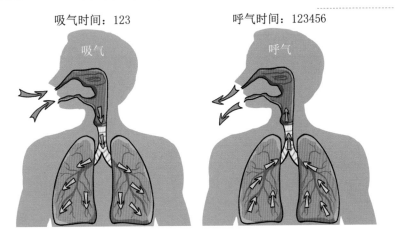

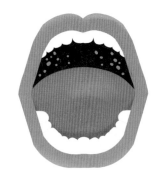

问题 3　**肝移植术后怎样减少口腔感染?**

预防口腔感染的主要措施有：①早、晚刷牙或使用漱口液漱口，保持口腔湿润、清洁。②每次进食后都要认真漱口，不让食物残渣存留在口腔内。③使用柔软牙刷，避免损伤牙龈。④每日观察口腔有无白斑、溃疡等口腔感染的发生，必要时可用制霉菌素溶液漱口。⑤发现异常及时就医。此外，如果长期服用环孢素，可能会发生齿龈增生，严重时应及时就医，记得就医时向医生说明自己是移植受者哦！

 问题 4 **肝移植术后多久可以活动？**

肝移植手术复杂、手术创面大、血管吻合多，患者术后早期需要卧床休息，清醒后可以采取半卧位，同时适量地在床上进行轻微活动，不需要去枕平卧 6 小时。半卧位既可以保证移植肝的血供，又利于呼吸和引流，注意翻身时动作应轻柔。但长期卧床会增加肺部感染和静脉血栓发生的风险，因此，肝移植受者术后应进行一系列不同强度的早期活动锻炼，以减少并发症的发生，改善康复结局，提高长期生存质量。

鼓励患者从移植术后第 1 天开始，在医护人员的指导下于床上进行适当活动，活动重点包括呼吸功能锻炼、肢体肌力锻炼和关节活动锻炼。卧床期间，可适当抬高下肢，以促进静脉回流，同时应进行下肢肌肉锻炼，如踝泵运动（伸展下肢，大腿放松，缓缓勾起脚尖，用力绷紧小腿部肌肉，持续 5 ~ 10 秒后放松，左右脚可同时进行，每次 5 ~ 10 分钟，每日至少 3 次。可使用间隙式压力充气泵，每日 2 次，每次 30 分钟至 1 小时，双下肢同时进行，以预防下肢深静脉血栓的形成）。患者若能耐受，经评估后则可在术后第 2 天在医护人员的指导下进行四肢的主动、被动活动，在辅助下进行起坐训练，顺序依次为靠坐、扶坐、自坐、床边坐、垂足坐，每天 3 ~ 4 次，每次 20 ~ 30 分钟。术后第 3 天患者可进行起坐训练，并在协助下离床活动（双手扶于床栏，从床边站立逐步过渡至在床边进行小范围走动，每天 2 次，每次 5 ~ 10 分钟，每个动作以 10 分钟为基础，每次间隔 3 ~ 4 小时）。锻炼强度应根据患者的耐受程度随时调整，患者如果耐受不了当日活动量，就应继续采用前一天的活动量，出院时每天应下床活动 4 ~ 6 小时。在活动过程中，应注意预防引流管的意外拔出、跌倒等风险的发生，做好安全防护措施。

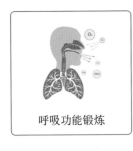
呼吸功能锻炼

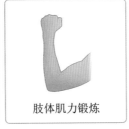
肢体肌力锻炼

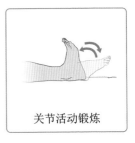
关节活动锻炼

问题 5

肝移植术后早期患者发生了腹泻怎么办？

肝移植术后患者因肠道感染、免疫抑制剂应用、抗生素应用等可能会出现腹泻，其中使用吗替麦考酚酯（mycophenolate mofetil，MMF）是造成其腹泻最常见的原因。患者若出现腹泻，应及时取样送检做大便常规、霉菌细菌培养，以排除感染。排便后应立即用温水擦洗或冲洗肛周，再用柔软的纸巾或毛巾擦拭，擦拭时动作应轻柔，避免与皮肤过度摩擦；还可以在肛周涂抹鞣酸膏、紫草油等皮肤保护剂，以避免肛周皮肤受到尿液或粪便刺激导致皮肤损伤，保持肛周皮肤清洁干燥，防止感染。

采取以下措施可预防腹泻：①注意手卫生。②避免食用生冷、刺激性大、不卫生、不新鲜的食品。③避免食用容易引起腹泻的食物，如梅子、麦麸、蚕豆等。④可适当多摄入一些米饭，在食谱中增加香蕉、苹果等食物。⑤遵医嘱调整免疫抑制剂的用量，服用他克莫司和 MMF 的时间间隔为 2～4 小时。⑥用双歧乳酸杆菌调节肠道菌群，必要时遵医嘱服用小檗碱或蒙脱石散。

（王天琼）

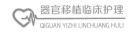
第四节　肝移植术后的中远期并发症

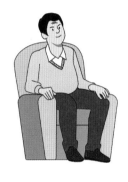

张远，50岁，十年前因乙型肝炎（乙肝）、肝硬化、肝衰竭晚期，接受了肝移植手术，术后病情稳定，开始游历大江南北，体重也长了不少。1年前他被诊断为肝移植后糖尿病，医生让他控制体重，并且调整免疫抑制剂方案，开始服用二甲双胍降糖药。

问题 1　肝移植术后需要终身服用免疫抑制剂吗？

　　在实体器官移植中，肝脏被视为"免疫特惠器官"，在免疫抑制剂的作用下，容易"诱导免疫耐受"，这可能与肝脏含有的大量未成熟树突细胞有关。肝移植受者可以酌情减少免疫抑制剂的用量，各移植中心的经验不完全一样。肝移植术后早期通常使用免疫抑制剂"三联"模式（他克莫司／环孢素

A+MMF+ 糖皮质激素），糖皮质激素逐渐减量至术后一个月停用。之后采用"二联"用药（他克莫司 / 环孢素 A+MMF），医生会在严格监测和肝移植受者的配合下，为患者制订个体化用药方案，后期有部分肝移植受者可以只用一种免疫抑制剂（他克莫司或者 MMF），就能维护移植肝脏良好的功能，最大限度地减少免疫制剂的毒副作用，但是用药的调整必须在医生的指导下进行，这个过程比较复杂，需要医生有丰富的用药经验；此外，患者不可擅自停药或者减少剂量，否则容易发生排斥反应。

 肝移植术后中晚期也会发生移植后糖尿病、高血压、高脂血症吗？

移植后糖尿病、高血压、高脂血症等代谢性疾病是肝移植受者要面临的问题，随着移植后生存时间的延长，移植后代谢性疾病的发病率逐渐升高，影响肝移植疗效。综合国内外的研究发现，肝移植后代谢性疾病的发病率为 50% ~ 60%，其中糖尿病的发病率为 10% ~ 64%，高血压的发病率为 40% ~ 85%，高脂血症的发病率为 40% ~ 66%。移植后新发糖尿病（NODAT）是移植后多种并发症（如冠心病、高血压、高脂血症、代谢综合征、感染等）的促发因素，也是"罪魁祸首"，在这些

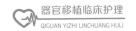
疾病群中发挥着关键作用。中国肝移植注册中心（China Liver Transplant Registry，CLTR）的数据显示，肝移植术后 10 年生存期不足 60%，NODAT 是主要影响因素之一，所以肝移植术后除了医生调整免疫抑制剂的用量外，移植受者严格遵循低糖、低脂、低盐的饮食原则，坚持运动，控制体重和血糖，坚持终身随访等也非常重要。

 肝移植术后原发病会复发吗?

肝移植术后原发病复发是影响肝移植受者和移植肝脏生存的主要因素之一，原发病复发包括肿瘤复发、酒精性肝硬化、非酒精性脂肪性肝病、原发性硬化性胆管炎（primary sclerosing cholangitis，PSC）、原发性胆汁性肝硬化（primary biliary cirrhosis，PBC）、自身免疫性肝病、病毒性肝炎［乙肝（hepatitis B，HBV）/ 丙肝（hepatitis C，HCV）］复发等。

（1）**肿瘤复发**：符合米兰标准和超出米兰标准的肝癌（HCC）肝移植受者术后 4 年肿瘤复发率分别为 10% 和 40% ~ 60%。防治措施为避免过度免疫抑制、积极预防病毒感染、防止肝炎复发、戒烟、戒酒、减少阳光暴晒。

（2）**酒精性肝硬化**：酒精性肝硬化的肝移植受者应戒烟戒

酒，并遵医嘱定期进行相应筛查。

（3）**非酒精性脂肪性肝病**：非酒精性脂肪性肝病可能发生在各种肝移植受者中，并伴有糖尿病、高血压、高脂血症、肥胖等。

（4）**PSC、PBC、自身免疫性肝病**：PSC、PBC、自身免疫性肝病的肝移植受者在肝移植后应遵医嘱定期进行相应的监测。

（5）**病毒性肝炎（HBV/HCV）复发**：其防治措施为根据病情需要，定期检测血常规、血清肌酐、血清转氨酶和病毒血清学标记物，接受抗病毒治疗；肝移植术后丙肝肝移植患者一旦出现 HCV RNA 阳性，应及时进行抗病毒治疗。

肝移植后原发病复发的预防措施包括：①用药连贯有序，坚持遵医嘱规律用药、按时按量用药，不可随意调整药物剂量。②合理膳食，避免高脂肪、高糖饮食，以免增加肝脏代谢的负担。③忌用保健品，尤其是忌用提高免疫功能的保健品，以免影响血药浓度及肝脏健康。④保持良好心情，良好情绪会影响药物的作用。⑤生活要有规律，戒烟、戒酒、养成良好的作息，不可熬夜。⑥定期随访复查，监测肝移植后病情变化，及时处理相关问题。

预防方式

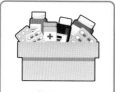

用药连贯有序

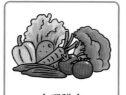

合理膳食

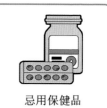

忌用保健品

保持良好心情

生活要有规律

定期随访复查

（刘惠蓉）

第五章

其他移植

目前器官移植已被公认为是治疗各类终末期内脏器官功能衰竭的有效治疗方法。除肾移植、肝移植外，常见的器官移植还有肺移植、心脏移植、胰腺移植、甲状旁腺移植、小肠移植、肾上腺移植、骨髓移植、胰岛移植、角膜移植、造血干细胞等。其中，开展规模较大的为肺移植和心脏移植。造血干细胞移植是治疗血液恶性肿瘤的有效方法，临床应用广泛。本章主要介绍肺移植、心脏移植和造血干细胞移植。

第一节　肺移植

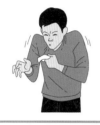

王灿，29岁，在石材工厂工作6年，前段时间被诊断为"硅肺性纤维化"，他从病友处了解到可以做肺移植手术，因此到医院详细了解肺移植的相关信息。

问题1 什么是肺移植？

肺移植是指用健康肺脏替换一侧或双侧病变肺脏的治疗方法。如今，肺移植在多种终末期肺病的治疗中越来越重要，常用的手术类型包括单肺移植、双肺移植、肺叶移植以及心肺联合移植等，肺移植的类型取决于肺部疾病和个体状况。

问题2 哪些患者可以进行肺移植？

适合进行肺移植的患者主要为内科治疗效果不佳的终末

期肺部疾病患者，包括特发性肺纤维化（idiopathic pulmonary fibrosis，IPF）患者、慢性阻塞性肺疾病（chronic obstructive pulmonary disease，COPD）患者、硅肺患者、原发性肺动脉高压（primary pulmonary hypertension，PPH）患者、肺囊性纤维化患者、严重的支气管扩张患者、α₁-抗胰蛋白酶缺乏症（α₁-antitrypsin deficiency）患者、肺淋巴管平滑肌瘤病（pulmonary lymphangioleiomyomatosis，PLAM）患者、严重的肺气肿患者等。

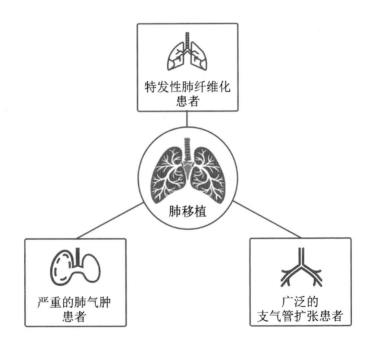

患者当出现下列情况时，应尽早去医院进行专业的肺移植评估，考虑进行肺移植：①经医生评估，2 年内因肺部疾病致死

的风险极高。②平时生活依赖呼吸机。③活动能力差，日常生活受到限制，有严重的胸闷、气喘等症状且治疗效果差。

问题 3　肺移植手术前患者需要做好哪些方面的准备？

肺移植前，患者需前往有肺移植资质的医院进行肺移植评估，若经医生评估认为其符合肺移植的适应证，该患者就会被列入肺移植等候名单，等待适合的供肺。在等待移植的时间内，患者需要戒烟、定期运动、保持健康饮食及良好的心理状态，随时准备以最好的状态接受肺移植治疗。

问题 4　肺移植患者术后怎样进行自我管理？

（1）住院期间：肺移植手术后，患者在住院期间应在医护人员协助下进行刷牙、洗脸、自主进餐、剃须、穿衣、床上解大小便、床边解大小便、如厕、步行、爬楼梯等训练，逐渐恢复自我照顾能力（即日常生活能力）。患者还需在医护人员的

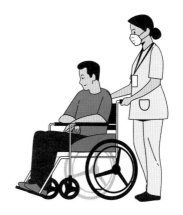

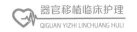

指导下进行肺康复和自理能力康复，康复过程根据每个人的病情以及身体状况的不同会有所区别，通常会有专业的医护人员全程指导并陪同患者进行康复锻炼。

（2）出院后：多数肺移植患者在术后恢复情况良好，可像患病之前一样生活，但移植新肺后由于人体的免疫系统会识别新植入的肺，对它进行免疫攻击，因此患者出院后需要终身服用免疫抑制剂来减少免疫攻击，让新肺和身体"和平共处"。患者应严格遵医嘱按时、按量服用免疫抑制剂，不可擅自停药或增减药物剂量。此外，肺移植患者出院后也需要坚持进行呼吸功能训练及全身锻炼，并在家里自测体温、血氧饱和度和肺功能等指标。第 1 秒用力呼气容积（forced expiratory volume in one second，FEV_1）监测方法：自备简易肺功能监测仪，每日清晨测三次，其平均数即为当日 FEV_1 的值。连续监测 2 ~ 3 天 FEV_1，若肺活量下降10%，则提示可能出现了感染或排斥反应，应及时就医。

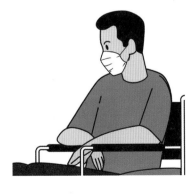
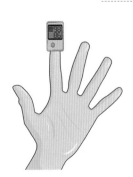

问题 5

肺移植患者需要长期使用免疫抑制剂吗?

肺移植患者需要使用免疫抑制剂,但免疫抑制剂在保护移植肺的同时,会增加患者发生感染的概率,还可能会引起骨质疏松、高血压、高脂血症、糖尿病等远期并发症。为减轻免疫抑制剂带来的不良反应,应做到:①遵医嘱服用降压药、降糖药等药物。②多进食高蛋白食物(如蛋类、肉类、鱼类、奶类等)和高钙食物(如奶类、豆制品、鱼类等),减少高盐食物(如腊肉、香肠、咸菜等)、高脂肪食物(如油炸食品、肥肉、奶油制品等)、高糖食物(如蜂蜜、蜜饯、糖、各类果酱、玉米浆等)等的摄入;忌食柚子、柠檬、西柚(明显提高免疫抑制剂的血药浓度,增加其毒性作用)等。即便存在许多副作用,免疫抑制剂仍是患者新肺正常工作的重要保障,需要长期坚持服用。

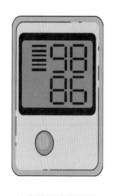

血氧饱和度监测仪

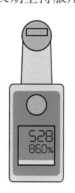

家用肺功能仪器

问题 6 **肺移植术后患者需要单独隔离吗？**

肺移植患者术后心理和身体方面均会得到一定改善，但由于肺是和外界相通的，病原体很容易侵入呼吸道，加之患者在服用免疫抑制剂，更容易发生感染。绝大多数患者回家后不需要隔离，但需要从多方面预防感染，如：①尽量避免接触有呼吸道感染的人群，避免去人群密集和通风不良的地方，外出时佩戴医用外科口罩，并每 4 小时更换一次口罩。②保持房间干净、整洁，经常通风。③不与他人混用餐具和洗漱用品。④尽量不吃生食。⑤饭前便后用洗手液洗手。⑥注意口腔卫生。⑦尽量不要饲养宠物。⑧避免去阴暗、潮湿的地方。⑨避免接触发霉等物品，家中不宜种植盆栽等植物。

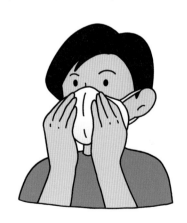

（陈欣）

第二节　心脏移植

案例

　　余筱，44 岁，7 年前无明显原因出现活动后心累气促、双下肢水肿，被诊断为扩张型心肌病、全心长大、左心射血分数（EF）下降型心力衰竭。因症状反复，服药后缓解不明显，且心功能持续下降，预期寿命不足 1 年，为寻求进一步的救治，他决定进行心脏移植。

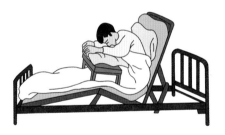

 问题 1 **什么是心脏移植？**

　　对于终末期心力衰竭患者的治疗一般有两种方法：心脏移植和心室辅助。通常来说，心脏移植的受者是因为各种原因导

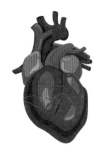

致其心脏无法正常工作，并且疾病已经严重影响其生活质量甚至生命而接受移植手术的。心脏移植术是指将已判断为脑死亡并配型成功的患者的心脏从体内取出，并将其植入受者胸腔内的手术。

哪些患者需要进行心脏移植?

通常来说，心脏移植适用于各种治疗无效，反复住院的终末期心力衰竭患者，常见于以下几种情况。

（1）各种严重的心肌病变，发展到后期出现血流动力学恶化。

（2）难以治疗的心源性休克、需要依赖血管活性药物维持器官灌注。

（3）大面积的心肌梗死、心力衰竭而冠状动脉支架置入和外科冠状动脉搭桥术无法解决。

（4）反复发作的恶性心律失常，所有的治疗方法都难以终止或避免复发。

经内科治疗无效的广泛心肌不可逆性损害，如心肌病、终末期冠心病和瓣膜病，或先天性复杂心脏移植性心脏畸形不适合外科手术矫正或矫正术无效者，均是心脏移植的主要适应证。此外，原发性肺动脉高压、艾森曼格综合征，以及严重的心肌病、缺血性心脏病、风湿性心脏病等伴有不可逆性的肺或肺血管病变者可选择做心肺联合移植。

心力衰竭到终末期会逐渐累及肺、肾等全身多处器官，患者表现为多器官功能衰竭，最终丧失治疗机会，因此患者一旦有上述四种情况，需要及时到心脏外科器官移植中心登记，尽早等待心脏移植手术机会。

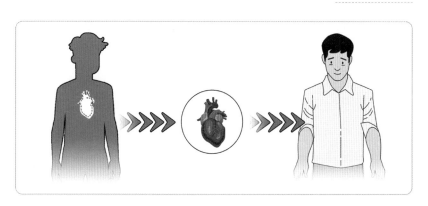

问题 3　心脏移植的手术方式有哪些？

心脏移植手术又分为原位心脏移植和异位心脏移植两种。

（1）原位心脏移植：原位心脏移植是从心脏部位的正中开胸，打开心包后切断大血管，这时患者的血液循环可以由体外

循环机代替进行。然后给供者
心脏注射药物使其停止跳动，
取出后低温保存，一般可以保
存 4 ~ 6 小时。再将受者的心
脏切断血管和部分左心房后取
出，将供者心脏经过修整以后
植入受者胸腔，与受者血管和
残余心脏组织结合，最后心脏
复跳后进行缝合关胸。

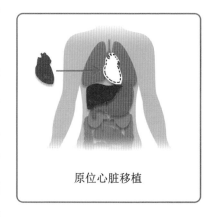

原位心脏移植

（2）**异位心脏移植**：异位
心脏移植是保留患者原来的心
脏，将供者心脏植入胸腔，并
将两个心脏的血管连接起来，
使其组成新的完善的血液循环
系统的一种心脏移植手术方
式。这种术式的优点是术后患
者本身的心脏有可能恢复，如

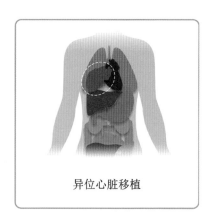

异位心脏移植

果手术失败或者患者术后出现强烈的排斥反应，可以切除供者
心脏以保全患者生命，异位心脏移植一般适用于心脏不够强健
的患者。

问题 4 **心脏移植安全吗**？

很多患者及家属对心脏移植都有惧怕心理，事实上心脏移植经过半个世纪的发展，移植技术已经非常成熟，手术安全性较高。同时，新型免疫抑制剂的研发也大大降低了免疫排斥反应以及药物不良反应的发生率。总体而言，心脏移植术后患者的生活质量能得到极大改善。通常情况下，心脏移植受者可以恢复正常的工作和生活。心脏移植手术最终的目的就是让广大终末期心力衰竭患者能够延长生命，回归家庭与社会。

患者接受心脏移植手术后能活多久是许多患者及家属非常关心的问题之一。目前，全世界每年接受心脏移植的患者达 5000 例；近 3 年来，我国每年完成心脏移植手术 500 余例。调查数据显示，我国心脏移植患者术后 1 年生存率为 94.8%，3 年生存率为 91.9%，5 年生存率为 88.7%，7 年生存率为 82.2%。值得注意的是，心脏移植受者的存活期不但与其身体状态有关，也与术后的康复护理和心理状态有关，所以受者术后应在医生的指导下进行科学的康复治疗，并保持乐观向上的心态。相信随着医疗技术的进步，受者的存活期还会不断延长。

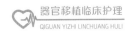

问题 5 心脏移植患者术后怎样进行自我管理?

1. 定期复查

心脏移植受者移植术后需要进行定期复查,通常情况下,心脏移植术后 1 个月内应每隔 7 ~ 10 天复查一次,术后 2 个月至 1 年每 14 天复查一次,术后 1 ~ 2 年每月复查一次,术后 2 年以上每 3 ~ 6 个月复查一次。如果出现免疫抑制剂血药浓度不稳定以及发热、感染、排斥反应等不良反应,要增加复查的频率。

2. 密切监测血药浓度

心脏移植手术并不是一劳永逸的治疗方法,为避免出现排斥反应,患者术后需终身服用免疫抑制剂,抑制自身的免疫系统,减少或阻止人体免疫系统对移植器官的攻击;因此,患者需要定期监测免疫抑制剂的血药浓度,并遵医嘱调整免疫抑制剂的药量,切记不可擅自停药或调整药量。常见免疫抑制剂的目标血药浓度值见表 5-1。

表 5-1 免疫抑制剂的目标血药浓度值

心脏移植时间	免疫抑制剂	
	他克莫司	环孢素
< 3 个月	10 ~ 15 ng/mL	200 ~ 3 005 ng/mL

续表

心脏移植时间	免疫抑制剂	
	他克莫司	环孢素
3 ～ 6 个月	8 ～ 125 ng/mL	150 ～ 3 005 ng/mL
> 6 个月	5 ～ 105 ng/mL	150 ～ 2 505 ng/mL

3. 做好日常生活护理

良好的生活习惯是保证良好生活质量的基础，心脏移植受者术后在日常生活中应做到以下几点。

（1）少聚集、戴口罩：心脏移植术后免疫抑制剂的使用会降低机体自身的免疫力，因此受者应尽量避免去人群密集的场所活动，外出时要佩戴口罩做好自我防护。

（2）淡口味、血压稳：戒烟、限酒、进食低盐的清淡食物等措施有利于患者在移植术后维持稳定的血压，降低移植术后高血压的发生率。

（3）动起来、更健康：心脏移植术后受者除了应进行常规的散步、慢跑、打太极拳等有氧运动，还需要进行有规律的负重和肌肉力量训练，以有效减少跌倒和骨折的风险。

（4）调血脂、控血糖：控制好血糖和血脂可明显降低移植后并发症的发生率。心脏移植患者应每年至少检测一次血脂和血糖，相关指标的正常值为：低密度脂蛋白胆固醇 < 2.6 mmol/L、总胆固醇 < 1.71 mmol/L、空腹血糖 < 6.1 mmol/L、糖化血红蛋

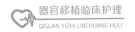
白< 5.7%，结果出现异常时应及时就医。

少聚集、戴口罩

清淡饮食

散步、慢跑

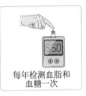
每年检测血脂和血糖一次

4．勤四测

心脏移植受者应养成每日定时检测并记录的好习惯，如每日定时、定位测量血压并登记，定期测量静息心率（静息心率，又称为安静心率，是指在清醒、不活动的安静状态下，每分钟心跳的次数）、体重等。当出现以下几种情况时，应及时就医。

（1）当收缩压比基线下降≥ 20 mmHg（血压基线是控制血压前的水平）。

（2）静息心率上升＞ 10 次 / 分。

（3）出现不明原因的发热，体温升高且≥ 38℃，持续超过48 小时。

（4）一周内体重增加≥ 0.97 kg 或下降＞ 2.3 kg。

测血压

测心率

测体温

测体重

（王海涛）

第三节　造血干细胞移植

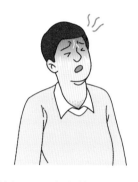

魏渊，30岁，从事油漆装修工作6年，一月前无明显诱因出现面色苍白、头晕乏力，7天前出现畏寒、发热，体温最高达40℃，伴咳嗽，咳黄色痰，咽痛，面色苍白，头晕乏力症状加重，有中等量鼻出血，经压迫能止住，全身皮肤、黏膜也有散在的出血点和瘀斑，遂至医院住院治疗。医生详细查体发现，小魏胸骨下段有明显压痛，肋下能触及肝脏，呈中等硬度。血象检查结果显示各项指标明显异常，小魏被诊断为"急性白血病"，在血液科主治医生的建议下，小魏及家人决定尽快配型，争取早日进行造血干细胞移植。

问题 1 **什么是造血干细胞移植？**

人体的血液系统由血液和造血器官等组成，而血液由血浆和悬浮在其中的红细胞、白细胞、血小板组成。造血干细胞（hematopoietic stem cell，HSC）是各种血细胞与免疫细胞的起源细胞，具有不断自我更新、多向分化与增殖的能力（可增殖、分化成为各种淋巴细胞、红细胞、血小板及白细胞等），又称多能或全能干细胞。造血干细胞主要来源于骨髓、外周血、脐带血和胎盘。红骨髓中富含造血干细胞，正常外周血中含有少量的造血干细胞，脐带血、胎盘中含有较多的造血干细胞。造血干细胞在人体内形成的造血干细胞池，在细胞因子的调控下，其自我更新与多向分化之间保持动态平衡，因此造血干细胞的数量是稳定的。当造血干细胞受到致病因素（如化学药物、放射线、病毒、细菌等）的损害时，造血系统就会出现紊乱，引起严重的疾病。

采集正常人或患者自身的造血干细胞，通过静脉注射到患者体内，重建患者的造血功能和免疫功能，达到治疗某些疾病的目的，此过程称为造血干细胞移植（hematopoietic stem cell transplantation，HSCT）。造血干细胞移植是目前许多血液系统疾病的有效治疗方法，是一种可能根治血液系统恶性肿瘤和遗传性疾病等的综合性治疗方法。一般来说，慢性髓系白血病的移植效果最好，造血干细胞移植后患者的 5 年无病生存率可为 60%～80%。急性白血病患者进行造血干细胞移植后的 5 年无病生存率为 40%～80%。早期再生障碍性贫血患者进行造血干细胞移植后的 5 年无病生存率为 60%～80%。地中海贫血患者进行造血干细胞移植后只要度过移植相关并发症、造血重建等"难关"，均能获得治愈。

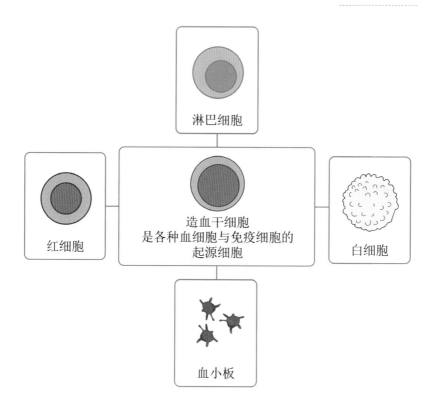

淋巴细胞

红细胞

造血干细胞
是各种血细胞与免疫细胞的
起源细胞

白细胞

血小板

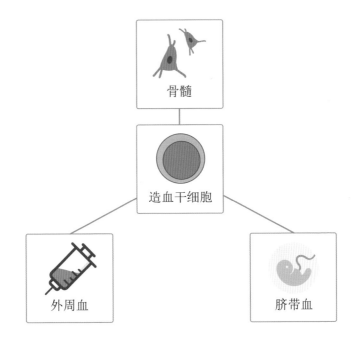

 问题2 **造血干细胞移植可以治疗哪些疾病？**

目前造血干细胞移植可用于治疗许多疾病，主要有以下几大类。

（1）血液系统恶性肿瘤：急性髓系白血病、急性淋巴细胞白血病、毛细胞白血病、少见类型白血病、慢性髓系白血病慢变期、非霍奇金淋巴瘤、霍奇金淋巴瘤、多发性骨髓瘤、骨髓增生异常综合征等。

（2）血液系统非恶性肿瘤：再生障碍性贫血、重型阵发性睡眠性血红蛋白尿症、骨纤维化、地中海贫血、镰刀状细胞贫血、无巨核细胞性血小板减少症等。

（3）**其他实体肿瘤：**乳腺癌、睾丸癌、卵巢癌、小细胞肺癌、神经母细胞瘤等。

（4）**免疫系统疾病：**重症免疫缺陷病、严重自身免疫性疾病、系统性红斑狼疮、多发性硬化等。

 造血干细胞移植有哪些类型？

1. 根据造血干细胞来源的不同分类

根据造血干细胞来源的不同可分为：骨髓造血干细胞移植、外周血造血干细胞移植、脐血造血干细胞移植。

2. 根据造血干细胞供者的不同分类

根据造血干细胞供者的不同可分为以下几类。

（1）**同基因造血干细胞移植：**供者来自患者的同卵双生的兄弟或姐妹，无移植物抗宿主病，排斥反应发生率低，并发症少，成功率高。

（2）**异基因造血干细胞移植：**供者来自患者非孪生的兄弟姐妹、父母或其他非亲属人员，移植物抗宿主病、排斥反应发生率高，并发症多，复发率低于自体造血干细胞移植。

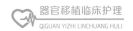

（3）自体造血干细胞移植：分离保存患者自己的造血干细胞，待超剂量放化疗后再回输给患者。无须配型，移植相关死亡率低，高龄患者也能接受治疗，复发率较异基因造血干细胞移植高。

（4）脐血干细胞移植：脐血干细胞移植又分为自体脐血移植、血缘供者脐血移植、非血缘供者脐血移植，主要来源于脐血库，多用于儿童患者的治疗。

（5）胚胎干细胞移植：受精卵分裂发育成胚囊内细胞团的细胞叫作胚胎干细胞，能被诱导分化为机体所有的细胞类型。

（6）混合干细胞移植：混合干细胞移植是指将多种干细胞同时回输给患者促使其造血和免疫功能重建的移植，如人类白细胞抗原（HLA）半相合的外周血联合骨髓移植。

问题 4 如何选择造血干细胞移植的供者？

无论哪一种异体移植，手术前都需要进行 HLA 的检测，匹配供者的 HLA-A、HLA-B、HLA-C、HLA-DRB1、HLA-DQB1 位点相合最为重要。HLA 的相合程度越高，造血干细胞移植后患者排斥反应的发生率就越低，移植成功率就越高。HLA 配型完全相合的亲同胞健康供者是供者来源的首选，但仅有 25% 的患者能找到 HLA 相合的同胞供者。非亲缘关系供者主要来源于"中华骨髓库"，由志愿者无偿捐献，所有志愿者均符合我国卫生部门规定的献血条件，但相合率只有 1/100 000，且搜寻时间较长，不一定能及时匹配到合适供者，再加上许多患者病情紧急无法等待，因此其应用受到限制。近年来，亲缘 HLA 不全相合造血干细胞移植的开展给患者带来了希望，它可以让需要移植的患者用最快的速度找到合适的供者。这种治疗方法可以根据年龄、疾病状态和供受者之间存在的不利因素选择最佳供者，还可以有效地控制细胞采集和移植物组成成分。此类供者可以是患者的父母、子女、同胞、表亲等，其所需造血干细胞来源广泛，技术也日趋成熟。需要注意的是，孕妇不宜作为供者。

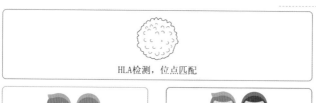

HLA检测，位点匹配

亲同胞健康供者

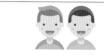

非亲缘关系"中华骨髓库"供者
有1/100 000相合机会

亲缘HLA不全相合可以是：父母、子女、同胞、表亲

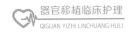

问题 5 **如何选择造血干细胞移植的时机？**

（1）**慢性髓系白血病**：目前认为患者在确诊 1 年内进行造血干细胞移植效果最好。

（2）**急性髓系白血病**：急性髓系白血病（急性早幼粒细胞白血病除外）患者需要在化疗达到完全缓解后，根据其病情及实际情况考虑同 HLA 相合供者或 HLA 不全相合的亲缘供者进行异基因造血干细胞移植。高危型急性髓系白血病早期易复发，应尽快进行造血干细胞移植。

（3）**急性淋巴细胞白血病**：急性淋巴细胞白血病的复发率较高，病情进展快，成人应在首次完全缓解期尽早进行异基因造血干细胞移植。

（4）**骨髓增生异常综合征**：骨髓增生异常综合征患者宜尽早进行异基因造血干细胞移植。

（5）**重症再生障碍性贫血**：重症再生障碍性贫血患者宜尽早进行异基因造血干细胞移植。

（6）**地中海贫血**：地中海贫血患者应尽快进行异基因造血干细胞移植。

（7）**恶性淋巴瘤**：恶性淋巴瘤患者通常需要在化疗达到完全缓解且再强化治疗 3 ～ 5 个疗程后进行自体移植，或行异基因造血干细胞移植。

（8）**多发性骨髓瘤**：多发性骨髓瘤患者通常需要在化疗达到完全缓解或接近缓解后进行自体造血干细胞移植。

（9）**其他实体瘤**：其他实体瘤患者通常需要在化疗达到完全缓解或接近缓解后进行自体造血干细胞移植。

（10）**自身免疫性疾病**：常规药物控制不佳的自身免疫性疾病患者，可考虑进行自体造血干细胞移植。

 患者在造血干细胞移植前为什么要进行全面的身体检查？

　　造血干细胞移植的预处理方案和移植物抗宿主病的并发症预防与患者的移植前疾病状态和身体状况密切相关，例如：①长期贫血及化疗药物的使用可能会造成患者出现心脏损伤；②粒细胞缺乏和免疫力低下时患者易发生口腔、耳鼻喉、肺部和肛周的感染；③白血病和淋巴瘤有可能侵犯患者肺部、纵隔、胸膜，引起肺间质水肿、淋巴结肿大、胸腔积液等；④全身放疗患者可能会出现白内障。在移植前对患者的疾病状态和身体状况作出客观、全面的评价可以为造血干细胞移植的成功实施奠定良好的基础。

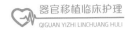
问题7 **如何采集造血干细胞**？

（1）**外周血造血干细胞的采集**：外周血造血干细胞采集是供者／受者建立2条静脉通路，血液通过血细胞分离机，在离心机的作用下，将富含造血干细胞的血液成分分离出来，收集成一袋，形成终产品。通常情况下，对于自体移植者，采集的外周血造血干细胞需低温或冷冻保存；而异基因造血干细胞移植则在采集完成后立即回输。

（2）**骨髓造血干细胞的采集**：在无菌条件下，先对供者进行硬膜外麻醉或全身麻醉，然后以双侧髂后上棘区域为抽吸点进行骨髓学的采集。采集量以受者的体重为依据，此种采集方法通常一次性完成。

（3）**脐带血造血干细胞的采集**：脐带血造血干细胞由特定的脐血库负责采集和保存。采集前需确定新生儿无遗传性疾病，并进行血型、HLA 配型、有核细胞和 $CD34^+$ 细胞计数以及各类病原体检测等检查，以保证脐带血的质量。

问题8 **造血干细胞移植供者需要准备什么**？

根据造血干细胞采集方法及其需要量的不同，供者可能

需要短期留观或住院，无血缘关系供者采集过程通常需住院 7
天。配型成功后，医护人员会对供者进行全面、严格的身体检
查和心理护理，以保障造血干细胞移植供者的安全。进行造血
干细胞采集前，需用粒细胞集落刺激因子（granulocyte colony
stimulating factor，G-CSF）动员造血干细胞，使骨髓腔内的细
胞数量增加。医护人员会使用连续流动式血细胞分离机进行供
者外周血造血干细胞的采集，采集过程中只需穿刺 2 条血管，
供者可在分离室听音乐、看电视等。骨髓造血干细胞的采集大
多在手术室完成，需要进行骨髓采集的供者在采集前 3 周进行
自体循环采血，医护人员会根据骨髓造血干细胞采集量分次采
集 400 ~ 800 mL 全血，并将其置于 4℃的冰箱保存，用于骨髓
造血干细胞采集术中回输；供者在术前当晚宜进食易消化的食
物，备皮后沐浴，22：00 后禁食直到手术结束，术前禁水 4 小时。
女性供者应避开月经期。

问题9　与受者血型不合者可以捐献造血干细胞吗？

只要 HLA 配型成功，与移植受者血型不合者也可以捐献造
血干细胞。对于骨髓造血干细胞移植的受者而言，只需将供者
的骨髓造血干细胞做净化处理即可。如果供受者 ABO 血型主侧

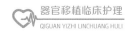
不合，则需去除红细胞后输注给患者；如果供受者 ABO 血型次侧不合，则需去除血浆后输注给患者；如果供受者 ABO 血型主次都不合，则在去除红细胞后还需再去除血浆，留取白细胞层加生理盐水稀释后回输给患者。血型不相合的外周血造血干细胞则无需处理，可直接输注给患者。血型不相合的受者的血型将来会转化为供者的血型。造血干细胞移植供受者血型配型见表 5-2。

表 5-2　造血干细胞移植供受者血型配型表

角色	供者			
血型	A 型	B 型	O 型	AB 型
受者 A 型	相合	主、次侧均不合	次侧不合	主侧不合
B 型	主、次侧均不合	相合	次侧不合	主侧不合
O 型	主侧不合	主侧不合	相合	主侧不合
AB 型	次侧不合	次侧不合	次侧不合	相合

问题 10　**造血干细胞移植大概要多少费用**？

常见的造血干细胞移植的类型及其预估费用如下。

（1）**自体造血干细胞移植**：自体造血干细胞移植的费用一

般在 8 万 ~ 10 万元。

（2）亲缘 HLA 全相合异基因移植：亲缘 HLA 全相合异基因移植的费用一般在 20 万元左右。

（3）亲缘 HLA 不全相合异基因移植：亲缘 HLA 不全相合异基因移植的费用一般在 40 万元左右。

（4）非血缘异基因移植：非血缘异基因移植的费用一般在 30 万元左右。

（5）脐血干细胞移植：脐血干细胞移植的费用一般为 25 万 ~ 35 万元。

（王文）

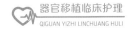

附 录

附录1 匹兹堡睡眠质量指数（PSQI）

指导语：下面一些问题是关于您最近1个月的睡眠情况，请填写或选择最符合您近1个月实际情况的答案。请回答下列问题：

1. 近1个月，晚上上床睡觉的时间通常为（　　　）点钟。

2. 近1个月，从上床到入睡通常需要（　　　）分钟。

3. 近1个月，通常在早上（　　　）点起床。

4. 近1个月，通常每夜实际睡眠时间为（　　　）小时（注：不是卧床时间）。

对下列问题请选择1个最适合您的答案。

5. 近1个月，是否因下列情况影响睡眠而烦恼：

a. 入睡困难（30分钟内不能入睡）

（1）无　　　　　　　（2）＜1次/周

（3）1～2次/周　　　（4）≥3次/周

b. 夜间易醒或早醒

（1）无　　　　　　　（2）＜1次/周

（3）1～2次/周　　　（4）≥3次/周

c. 夜间去厕所

（1）无　　　　　　　（2）< 1 次 / 周

（3）1 ~ 2 次 / 周　　（4）≥ 3 次 / 周

d. 呼吸不畅

（1）无　　　　　　　（2）< 1 次 / 周

（3）1 ~ 2 次 / 周　　（4）≥ 3 次 / 周

e. 咳嗽或鼾声高

（1）无　　　　　　　（2）< 1 次 / 周

（3）1 ~ 2 次 / 周　　（4）≥ 3 次 / 周

f. 感觉冷

（1）无　　　　　　　（2）< 1 次 / 周

（3）1 ~ 2 次 / 周　　（4）≥ 3 次 / 周

g. 感觉热

（1）无　　　　　　　（2）< 1 次 / 周

（3）1 ~ 2 次 / 周　　（4）≥ 3 次 / 周

h. 做噩梦

（1）无　　　　　　　（2）< 1 次 / 周

（3）1 ~ 2 次 / 周　　（4）≥ 3 次 / 周

i. 疼痛不适

（1）无　　　　　　　（2）< 1 次 / 周

（3）1 ~ 2 次 / 周　　（4）≥ 3 次 / 周

j. 其他影响睡眠的事情

（1）无　　　　　　　（2）< 1 次 / 周

（3）1～2次/周　　（4）≥3次/周

如有，请说明：

6. 近1个月，总的来说，您认为自己的睡眠质量

（1）很好　　（2）较好　　（3）较差　　（4）很差

7. 近1个月，您用药物催眠的情况

（1）无　　　　　　　（2）＜1次/周

（3）1～2次/周　　（4）≥3次/周

8. 近1个月，您常感到困倦吗

（1）无　　　　　　　（2）＜1次/周

（3）1～2次/周　　（4）≥3次/周

9. 近1个月，您做事情的精力不足吗

（1）没有　　　　　　（2）偶尔有

（3）有时有　　　　　（4）经常有

睡眠质量得分（　　）　　入睡时间得分（　　）

睡眠时间得分（　　）　　睡眠效率得分（　　）

睡眠障碍得分（　　）　　催眠药物得分（　　）

日间功能障碍得分（　　）　　PSQI总分（　　）

PSQI使用和统计方法：PSQI用于评定被试者最近1个月的睡眠质量，由19个自评条目和5个他评条目构成，其中第19个自评条目和5个他评条目不参与计分，在此仅介绍参与计分的18个自评条目。18个条目组成7个成分，每个成分按0～3

等级计分，累积各成分得分为 PSQI 的总分范围为 0 ~ 21 分，得分越高表示睡眠质量越差。被试者完成此试问需要 5 ~ 10 分钟。

各成分含义及计分方法如下：

A 睡眠质量：根据条目 6 的应答结果得出，"很好"计 0 分，"较好"计 1 分，"较差"计 2 分，"很差"计 3 分。

B 入睡时间：

1.条目 2 的计分为"≤ 15 分"计 0 分，"16 ~ 30 分"计 1 分，"31 ~ 59 分"计 2 分，"≥ 60 分"计 3 分。

2.条目 5a 的计分为"无"计 0 分，"< 1 周 / 次"计 1 分，"1 ~ 2 周 / 次"计 2 分，"≥ 3 周 / 次"计 3 分。

3.累加条目 2 和 5a 的计分，若累加得分为 0 计 0 分，"1 ~ 2"计 1 分，"3 ~ 4"计 2 分，"5 ~ 6"计 3 分。

C 睡眠时间：

根据条目 4 的应答计分，"> 7 小时"计 0 分，"6 ~ 7 小时"计 1 分，"5 ~ 6 小时"计 2 分，"< 5 小时"计 3 分。

D 睡眠效率：

1.床上时间 = 条目 3（起床时间）- 条目 1（上床时间）。

2.睡眠效率 = 条目 4（睡眠时间）/ 床上时间 × 100%。

3.成分 D 计分为，睡眠效率"≥ 85%"计 0 分，"75% ~ 84%"计 1 分，"65% ~ 74%"计 2 分，< 65% 计 3 分。

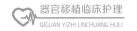

E 睡眠障碍：

根据条目 5b 至 5j 的计分，"无"计 0 分，"< 1 周 / 次"计 1 分，"1 ~ 2 周 / 次"计 2 分，"≥ 3 周 / 次"计 3 分。累加条目 5b 至 5j 的计分，若累加得分为 0 则"成分 E"计 0 分，"1 ~ 9"计 1 分，"10 ~ 18"计 2 分，"19 ~ 27"计 3 分。

F 催眠药物：

根据条目 7 的应答计分，"无"计 0 分，"< 1 周 / 次"计 1 分，"1 ~ 2 周 / 次"计 2 分，"≥ 3 周 / 次"计 3 分。

G 日间功能障碍：

1. 根据条目 7 的应答计分，"无"计 0 分，"< 1 周 / 次"计 1 分，"1 ~ 2 周 / 次"计 2 分，"> 2 周 / 次"计 3 分。

2. 根据条目 7 的应答计分，"没有"计 0 分，"偶尔有"计 1 分，"有时有"计 2 分，"经常有"计 3 分。

3. 累加条目 8 和 9 的得分，若累加得分为 0 则成分 G 计 0 分，"1 ~ 2"计 1 分，"3 ~ 4"计 2 分，"5 ~ 6"计 3 分。

PSQI 总分 = 成分 A + 成分 B + 成分 C + 成分 D + 成分 E + 成分 F + 成分 G。

评价等级："0 ~ 5 分"表示睡眠质量很好；"5 ~ 10 分"表示睡眠质量还行；"11 ~ 15 分"表示睡眠质量一般；"16 ~ 21 分"表示睡眠质量很差。

附录2 焦虑自评量表（SAS）

指导语：焦虑是一种比较普遍的精神体验，长期存在的焦虑反应易发展为焦虑症。本量表包含20个项目，采用4级评分，请你仔细阅读每一条，然后根据最近1个星期你的实际感觉选择最符合的描述。

单位：分

项目	很少有	有时有	大部分时间有	绝大部分时间有
1. 我感到比平常容易紧张和着急	1	2	3	4
2. 我会无缘无故地感到害怕	1	2	3	4
3. 我容易心里烦乱或觉得惊恐	1	2	3	4
4. 我觉得我可能将要发疯	1	2	3	4
*5. 我觉得一切都很好，也不会发生什么不幸	4	3	2	1
6. 我手脚发抖	1	2	3	4
7. 我因为头疼、头颈痛和背痛而苦恼	1	2	3	4
8. 我感到容易衰弱和疲乏	1	2	3	4
*9. 我觉得心平气和，并且容易安静坐着	4	3	2	1
10. 我觉得心跳得很快	1	2	3	4

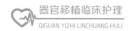

续表

项目	很少有	有时有	大部分时间有	绝大部分时间有
11. 我因为一阵阵头晕而苦恼	1	2	3	4
12. 我有晕倒发作或觉得要晕倒似的	1	2	3	4
*13. 我呼气、吸气都感到很容易	4	3	2	1
14. 我手脚麻木和刺痛	1	2	3	4
15. 我因为胃痛和消化不良而苦恼	1	2	3	4
16. 我常常要小便	1	2	3	4
*17 我的手脚常常是干燥温暖的	4	3	2	1
18. 我脸红发热	1	2	3	4
*19. 我容易入睡，并且一夜都睡得很好	4	3	2	1
20. 我做噩梦	1	2	3	4
总分				

注：*为反向计分项目。

结果解释：评定结束后，把 20 个项目的分数相加，然后乘以 1.25，取整数部分，就得到标准分。按照中国常模结果，SAS 标准分的分界值为 50 分，其中 50 ~ 59 分为轻度焦虑，60 ~ 69 分为中度焦虑，69 分以上为重度焦虑。

参考文献

［1］Demetris A J, Bellamy C O C, Gandhi C R, et al. Functional Immune Anatomy of the Liver-As an Allograft［J］. American Journal of Transplantation, 2016, 16（6）: 1653-1680.

［2］石炳毅, 陈莉萍. 中国肾移植排斥反应临床诊疗指南（2016版）［J］. 实用器官移植电子杂志, 2017, 5（2）: 81-87+79.

［3］Schütz E, Fischer A, Beck J, et al. Graft-derived cell-free DNA, a noninvasive early rejection and graft damage marker in liver transplantation: A prospective, observational, multicenter cohort study［J］. PLoS Medicine, 2017, 14（4）: e1002286.

［4］Wesolowska-Gorniak K, Wojtowicz M, Gierus J, et al. Multivariate analysis of biopsychosocial determinants of professional activity among patients after kidney or liver transplantation in Poland［J］. BMJ Open, 2019, 9（7）: e029501.

［5］D'egidio V, Mannocci A, Ciaccio D, et al. Return to work after kidney transplant: a systematic review［J］. Occupational Medicine, 2019, 69（6）: 412-418.

［6］Cao C, Halegoua-Demarzio D, Guirguis S, et al. Employment

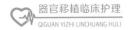
and Patient Satisfaction after Liver Transplantation [J]. Journal of Clinical and Translational Hepatology, 2020, 8 (3): 299–303.

[7] Rivera E L, Julián Aponte MSc, Montes M C, et al. Factors Associated with Return to Work After Heart Transplantation: A Systematic Review of the Literature [J]. The American Journal of the Medical Sciences, 2021, 362 (6) : 586–591.

[8] Jobst S, Schaefer J, Kleiser C, et al. A Systematized Review of Professional Employment Following Thoracic Transplantation [J]. Progress in Transplantation, 2022, 32 (1) : 55–66.

[9] Paltrinieri S, Vicentini M, Mazzini E, et al. Factors influencing return to work of cancer survivors: a population–based study in Italy [J]. Supportive Care in Cancer, 2020, 28 (2) : 701–712.

[10] Oestergaard L G, Christensen F B, Bünger C E, et al. Does adding case management to standard rehabilitation affect functional ability, pain, or the rate of return to work after lumbar spinal fusion? A randomized controlled trial with two–year follow–up[J]. Clinical Rehabilitation, 2020, 34(3): 357–368.

[11] Pathak J L, Yan Y, Zhang Q, et al. The role of oral microbiome in respiratory health and diseases [J]. Respiratory Medicine, 2021, 185: 106475.

[12] Dominy S S, Lynch C, Ermini F, et al. Porphyromonas

gingivalis in Alzheimer's disease brains: Evidence for disease causation and treatment with small-molecule inhibitors〔J〕. Science Advances, 2019, 5（1）: eaau3333.

〔13〕Pol R, Camisassa D, Bezzi M, et al. Evaluation of the correlation between oral infections and systemic complications in kidney transplant patients: a retrospective pilot study〔J〕.BMC Oral Health, 2022, 22（1）: 530.

〔14〕Olander A E, Helenius-hietala J, Nordin A, et al. Association Between Pre-Transplant Oral Health and Post-Liver Transplant Complications〔J〕. Transplant International, 2023, 36: 11534.

〔15〕廖永春. 你真的会刷牙吗?〔J〕. 计量与测试技术, 2020, 47（9）: 122-124.

〔16〕Platero L, Garcia-sanchez P, Sainz T, et al. Pets for pediatric transplant recipients: To have or not to have〔J〕.Frontiers in Veterinary Science, 2022, 9: 974665.

〔17〕吕鑫, 合浩, 李晓霞, 等. HPA 轴与失眠障碍的相关性研究进展〔J〕. 世界睡眠医学杂志, 2019, 6（7）: 1009-1012.

〔18〕Biyyala D, Joseph R, Varadharajan N, et al. Incidence and prevalence of depressive, anxiety, and insomnia symptoms among adult liver transplant recipients: A systematic review and meta-analysis〔J〕. General Hospital Psychiatry, 2023, 80: 26-34.

［19］Hasanzamani B, Pourranjbar E, Ardani A R. Comparing Sleep Quality in Patients Before and After Kidney Transplantation ［J］.Iranian Journal of Kidney Diseases, 2020, 14（2）: 139-144.

［20］张亚男, 唐铭阳, 李惠敏, 等. 酸枣仁汤在治疗失眠障碍中的研究进展［J］. 中风与神经疾病杂志, 2023, 40（1）: 81-83.

［21］Xu J, Lao J, Jiang Q, et al. Associations between Milk Intake and Sleep Disorders in Chinese Adults: A Cross-Sectional Study［J］. Nutrients, 2023, 15（18）: 4079.

［22］Komada Y, Okajima I, Kuwata T. The Effects of Milk and Dairy Products on Sleep: A Systematic Review［J］. International Journal of Environmental Research and Public Health, 2020, 17（24）: 9440.

［23］赵颖子, 马淑丽, 杨莉霞. 音乐疗法干预失眠研究进展［J］. 山西中医学院学报, 2019（2）: 142-145.

［24］裴栩瑶, 孙燕. 失眠障碍非药物治疗研究进展［J］. 护理研究, 2023, 37（23）: 4278-4280.

［25］常铭谕, 张健, 林俊. 器官移植受者疫苗接种研究进展［J］. 中华器官移植杂志, 2021, 42（1）: 56-60.

［26］马麟麟. 美国器官移植受者免疫预防接种临床实践指南介绍［J］. 中华器官移植杂志, 2008, 29（9）: 561-562.

［27］Danziger-isakov L, Kumar D, AST ID Community of Practice. Vaccination of solid organ transplant candidates and recipients: guidelines from the American Society of Transplantation Infectious Diseases Community of Practice ［ J ］. Clinical Transplantation, 2019, 33（9）: e13563.

［ 28 ］ Rubin L G, Levin M J, Ljungman P, et al. 2013 IDSA clinical practice guideline for vaccination of the immunocompromised host ［ J ］. Clinical Infectious Diseases, 2014, 58（3）: e44–e100.

［ 29 ］ Guazzelli C A F, Torloni M R, Sanches T F, et al. Contraceptive counseling and use among 197 female kidney transplant recipients ［ J ］. Transplantation, 2008, 86（5）: 669–672.

［ 30 ］ Watnick S, Rueda J. Reproduction and contraception after kidney transplantation ［ J ］. Current Opinion in Obstetrics & Gynecology, 2008, 20（3）: 308–312.

［ 31 ］ Rizzoni G, Ehrich J H H, Broyer M, et al. Successful pregnancies in women on renal replacement therapy: Report from the EDTA Registry ［ J ］. Nephrology Dialysis Transplantation, 1992（4）: 279–287.

［ 32 ］ Picaud J C, Audra P, Putet G, et al. Infants born to kidney transplant recipients ［ J ］. Archives Franaises De Pediatrie, 1991, 48（5）: 323–327.

［ 33 ］ Transplantation E E G O R. European best practice guidelines for renal transplantation. Section IV: Long–term management of the transplant recipient ［ J ］. Nephrology Dialysis

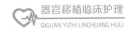
Transplantation, 2002, 17（1）：50-55.

［34］Mckay D B, Josephson M A. Reproduction and transplantation: report on the AST consensus conference on reproductive issues and transplantation［J］. American journal of transplantation, 2005, 5（7）：1592-1599.

［35］周明芳, 张丽菊. 2016 年意大利肝病学会肝移植术后妊娠意见书［J］. 临床肝胆病杂志，2016, 32（10）：1853-1857.

［36］唐艳, 邱涛, 李金珂, 等. 肾移植病人腹泻危险因素及护理研究进展［J］. 护理研究, 2022, 36（8）：1446-1449.

［37］袁智辉, 杨麒臻, 贾磊, 等. 尸体肾移植受者术后围术期腹泻的影响因素分析［J］. 陆军军医大学学报, 2023, 45（14）：1556-1561.

［38］薛武军, 吴建永, 陈刚, 等. 中国肝、肾移植受者霉酚酸类药物应用专家共识（2023 版）［J］. 上海医药, 2023, 44（19）：3-19.

［39］王於尘, 苗芸. 肾移植术后腹泻的管理［J］. 器官移植, 2023, 14（2）：220-226.

［40］马麟麟, 石炳毅. 中国实体器官移植术后高血压诊疗规范（2019 版）［J］. 器官移植, 2019, 10（2）：112-121.

［41］孙雪峰.《中国肾性贫血诊疗的临床实践指南》解读［J］. 中国实用内科杂志, 2021, 41（9）：785-788.

［42］黄洁夫. 中国肝脏移植［M］. 北京：人民卫生出版社, 2008.

［43］郑树森, 董家鸿, 窦科峰, 等. 中国肝癌肝移植临床实践指南（2021 版）［J］. 中华移植杂志（电子版）, 2021, 15（6）: 321-328.

［44］陈峻, 沈恬, 李建辉, 等. 中国肝癌肝移植临床实践指南（2021 版）［J］. 实用器官移植电子杂志, 2022, 10（6）: 481-489+480.

［45］杨家印, 吴泓, 吕涛, 等. 中国活体肝移植供者微创手术技术指南（2024 年版）［J］. 中国普外基础与临床杂志, 2024, 31（3）: 285-296.

［46］胡旭, 叶向红, 江方正, 等. 成人肝移植受者围手术期营养管理的证据总结［J］. 肠外与肠内营养, 2024, 31（1）: 46-54.

［47］孙慧慧, 张丙良, 娄连玉, 等. 肝移植患者术前预康复方案的构建［J］. 中华护理杂志, 2023, 58（18）: 2195-2202.

［48］Artime C A, Hagberg C A. Tracheal Extubation Discussion［J］. Respiratory Care, 2014, 59（6）: 991-1005.

［49］戚熠, 谭艳, 李旭英, 等. 成人肝移植患者围手术期营养管理证据总结［J］. 中国护理管理, 2024, 24（2）: 218-223.

［50］徐磊, 曹林, 张韬, 等. 肝移植术后气管导管拔管时间的影响因素［J］. 实用器官移植电子杂志, 2024, 12（1）: 28-33.

［51］Chu N M, Segev D L, McAdams-DeMarco M A. Delirium

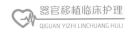
among adults undergoing solid organ transplantation［J］. Current Transplantation Reports, 2021, 8（2）: 118–126.

［52］国家卫生计生委医管中心加速康复外科专家委员会. 中国肝移植围手术期加速康复管理专家共识（2018版）［J］. 中华普通外科杂志, 2018, 33（3）: 268–272.

［53］焦国慧, 王梓涛, 陈静瑜. 肺移植全球发展概况与展望［J］. 器官移植, 2022, 13（4）: 417–424.

［54］钱共匋, 李小杉, 胡春晓, 等. 2021年中国肺脏移植发展报告解读［J］. 中国医学前沿杂志（电子版）, 2023, 15（4）: 1–6.

［55］卫栋, 范立, 班乐. 中国肺移植术后并发症诊疗和随访技术规范（2019版）［J］. 中华移植杂志（电子版）, 2019, 13（2）: 99–108.

［56］高胜浩, 程剑剑, 尚茜, 等. 肺康复训练在肺移植术后受者康复过程中的疗效观察［J］. 临床肺科杂志, 2022, 27（7）: 1061–1065+1071.

［57］周海琴, 黄珂瑶, 张诗婷, 等. 气管切开肺移植患者的康复体会［J］. 中国呼吸与危重监护杂志, 2022, 21（8）: 561–564.

［58］刘秀, 刘滨滨, 权明桃, 等. ICU机械通气患者膈肌锻炼方案的构建及应用研究［J］. 中华护理杂志, 2023, 58（3）: 261–267.

［59］兰美娟, 曾妃, 梁江淑渊. 双肺移植患者肺康复方案的构建及应用［J］. 中华护理杂志, 2022, 57（6）: 659–665.

［60］葛慧青，孙兵，王波，等 . 重症患者气道廓清技术专家共识［J］. 中华重症医学电子杂志（网络版），2020, 6（3）：272-282.

［61］周莹，史晓芬，张利敏，等 . 肺移植患者营养评估与营养支持研究进展［J］. 护士进修杂志，2021, 36（2）：107-111.

［62］潘红，蔡英华，许正红，等 . 营养支持联合早期运动对肺移植术后患者康复的影响［J］. 护理学杂志，2019, 34（9）：42-44.

［63］华文洁，王梓涛，陈静瑜 . 肺移植受者适应证变迁与手术方式选择［J］. 实用器官移植电子杂志，2024, 12（1）：66-70.

［64］张稷，杨航，黄健 . 中国肺移植受者选择与术前评估技术规范（2019版）［J］. 中华移植杂志（电子版），2019, 13（2）：81-86.

［65］吴婷，蔡英华，周海琴，等 . 肺移植受者的健康相关生活质量现状调查及其影响因素分析［J］. 实用器官移植电子杂志，2020, 8（3）：219-224.

［66］闵群惠，周海琴，吴春华，等 . 肺移植患者生活质量现状及影响因素研究［J］. 护理学杂志，2019, 34（6）：27-30.

［67］肖漓，郑瑾，肖露露 . 肾移植组织配型及免疫监测技术操作规范（2019版）［J］. 器官移植，2019, 10（5）：513-520.

［68］王志勇，张更，袁建林 . 预致敏肾病患者移植术前脱敏治疗的研究进展［J］. 中华器官移植杂志，2017, 38（12）：

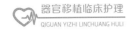
761–764.

［69］中华医学会检验医学分会，国家卫生健康委员会临床检验中心.液体活检在临床肿瘤诊疗应用和医学检验实践中的专家共识［J］.中华检验医学杂志，2018，41（10）：724–733.

［70］Schütz E, Fischer A, Beck J, et al. Graft-derived cell-free DNA, a noninvasive early rejection and graft damage marker in liver transplantation: A prospective, observational, multicenter cohort study［J］. PLoS Medicine. 2017, 14（4）: e1002286.

［71］中华医学会器官移植学分会，中国医药生物技术协会移植技术分会.中国肾脏移植受者生育管理指南（2023版）［J］.中华器官移植杂志，2024，45（7）：432–450.

［72］郑瑾，郭晖，薛武军.肾移植术后病毒感染［J］.中华医学杂志，2020，100（48）：3911–3914.

［73］中国康复医学会器官移植康复专业委员会.成人实体器官移植后糖尿病管理专家共识［J］.中华器官移植杂志，2023，44（7）：396–412.

［74］陈栋.中国肝移植受者选择与术前评估技术规范（2019版）［J］.临床肝胆病杂志，2020，36（1）：40–43.